DES DEVOIRS
DU MÉDECIN.

PARIS, IMPRIMERIE DE E. POCHARD
rue du Pot-de-Fer, n. 14.

DES DEVOIRS
DU MÉDECIN
ET DES ABUS
QUI LE RENDENT COUPABLE DES PLUS GRAVES DÉLITS;

PAR

LE DOCTEUR LOUIS BUCELLATI,

MÉDECIN-CHIRURGIEN

AUX FACULTÉS DE MILAN, TURIN, ETC.

> Si la législation est appelée à réprimer les abus, le gouvernement est intéressé à les connaître.
>
> B. S.

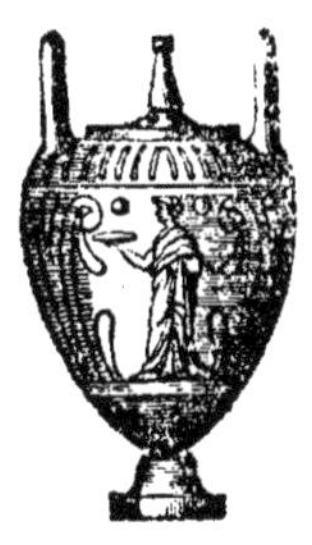

A PARIS
CHEZ WERDET, LIBRAIRE,
RUE DES GRANDS-AUGUSTINS, N° 21.

1829

INTRODUCTION.

Le bonheur des peuples, gloire véritable de tout sage gouvernement, dépend de l'observation exacte des lois qui servent de guide et de frein aux passions humaines. Les sentimens principaux de l'animal, qui le poussent à pourvoir à sa *conservation* et à la *propagation de son espèce*, sont des attributs de l'organisme qui constitue sa machine vivante; et telle est leur force, que l'homme même, animal raisonnable, y résiste difficilement : la brute y obéit en esclave; elle détruit, pour assouvir sa faim, les êtres que sa force lui soumet, et n'écoute, pour consommer l'acte de la reproduction, que le penchant grossier qui l'entraîne. L'homme, maîtrisé par ces deux sentimens, devient un monstre des plus féroces. C'est là ce qui a fait dire qu'il est naturellement porté au mal. La sûreté publique dépend donc de l'exacte observation des lois établies pour refréner les passions, elle est intéressée aux progrès des sciences et des arts, dont l'objet est le bonheur des peuples et la prospérité de l'espèce humaine.

Toute nation civilisée a dû, dans son origine, avoir un gouvernement théocratique; les sociétés s'y formèrent à la voix d'une divinité qui leur avait parlé par la bouche de quelque homme supérieur ou d'un envoyé de Dieu, comme le constatent les saintes Écritures; ou bien quelqu'imposteur adroit, favorisé par les circonstances, se présenta comme médiateur entre le ciel et les hommes, se disant l'interprète de la divinité la plus conforme au génie, aux mœurs et à la croyance de ceux qu'il voulait séduire. Les lois divines, ou prétendues divines, furent les premières à réprimer dans l'homme les penchans naturels qui portent sans cesse les forts à opprimer les faibles (il est dans la nature de tous les êtres vivans de ne pouvoir exister qu'en se détruisant mutuellement). Mais les développemens de l'intelligence, tout en multipliant les commodités de la vie, firent augmenter la méchanceté des hommes, qui, sourds aux menaces de la divinité, abusèrent souvent de leur pouvoir pour opprimer les faibles; les lois divines étant insuffisantes, la société dut en établir d'autres, et comme elle se réserva le droit de punir ceux qui les enfreindraient, la sévérité de la peine rendit la transgression moins fréquente.

Le temps et les circonstances apportèrent des changemens dans les gouvernemens et dans les lois. Mais sous tous les gouvernemens, il y eut toujours des hommes dépravés qui surent éluder les lois les plus sages, et abuser de la crédulité des faibles pour les opprimer et leur ravir jusqu'aux droits les plus sacrés. A toutes les époques peut-être de la civilisation, les hommes ont cru leur siècle assez éclairé pour pouvoir signaler et détruire les erreurs et les abus dont souffrait avant eux l'humanité, et eux-mêmes étaient alors victimes d'une foule d'abus dont la découverte et la répression ne devaient être réservées qu'aux générations suivantes. Nous appelons siècle d'ignorance ces temps où, pour les affaires les plus importantes, on consultait les oracles, où l'on faisait interpréter les paroles énigmatiques d'un fourbe caché derrière le simulacre du Dieu que l'on invoquait, où l'on croyait à certain individu le pouvoir de prédire l'avenir soit en contemplant les astres, soit en consultant les entrailles des animaux, ou au moyen d'autres prestiges employés par l'imposture pour en imposer à l'ignorance; où l'on se livrait, pour obtenir la guérison des malades, à des pratiques superstitieuses, etc. Mais ceux qui viendront après nous, comment nous appelleront-ils quand ils verront l'ignorance qui, malgré le point où les sciences et les arts étaient parvenus, régnaient parmi nous en médecine, et tous les abus qui rendaient cette science si meurtrière?

Le bonheur de l'homme exige, avant tout, que l'on remédie aux altérations que sa santé peut éprouver; car que servent à celui qui souffre et les richesses et les commodités de la vie?

On me dira qu'il y a des personnes spécialement chargées de ce soin; que dans toutes les parties du monde civilisé, il existe des établissemens où de vrais philanthropes s'abandonnent tout entiers à l'étude de l'art de guérir, et que nul ne peut être admis à l'exercer s'il n'a, pendant tant d'années d'étude, fait preuve d'une grande habileté, et s'il ne s'engage par un serment solennel à remplir les devoirs qui lui sont imposés. Voici quelle sera ma réponse : dans ces temps que l'on appelle temps d'ignorance, ceux qui ne savaient pas combien il est important de connaître les vérités utiles, disaient, pour s'épargner la peine d'examiner les choses, que les devins seuls pouvaient leur prédire leurs destinées, que ces sages avaient fait de cela une étude particulière, et qu'à moins d'être initié à cette science sublime, il était défendu d'en raisonner. Mais les progrès de la physique firent voir que cette science sublime n'était qu'une imposture solennelle, profitable seulement à ceux qui l'exerçaient, et une science trompeuse pour ceux qui avaient la bonne foi d'y croire, et tous les gouvernemens sages établirent des lois pour en réprimer les abus, en la prohibant sous des peines rigoureuses. Mais en serait-on venu à cette détermination si on n'avait reconnu que ce n'était qu'une imposture soutenue par la malignité, si l'on avait refusé d'écouter et les accusations portées contre elle, et les motifs de ces accusations, si enfin, pour juger de leur valeur, on s'en était rapporté à un tribunal uniquement composé des personnes les plus renommées dans cette science? Non certes, et nous en serions encore aujourd'hui les dupes et les victimes. Or donc, une fois prouvé que la science médicale elle-même est chez beaucoup de médecins un pur charlatanisme, et chez tous ceux qui la cultivent de bonne foi, un art illusoire, plus pernicieux encore à la société que l'astrologie judiciaire; une fois reconnu, en outre, que la médecine est une science incertaine et conjecturale, qui empêche dès-lors de croire qu'elle peut être erronée? Et si quelqu'heureux praticien parvient à prouver cela, s'il découvre quelques vérités utiles qui, substituées aux hypothèses, peuvent porter la science à un haut degré de certitude physique, pourquoi refuserait-on de l'entendre, et pourquoi le renverrait-on devant un tribunal de médecins? Comment le gouvernement pourra-t-il réprimer les abus s'il ne lui est pas donné de les connaître?

Le traitement des diverses altérations que peut éprouver notre santé exige des connaissances physiques qu'on ne peut devoir qu'aux progrès de l'anatomie et de la physique animale. Le besoin de traiter les maladies naquit, pour ainsi dire, avec l'homme; il dut donc chercher à rétablir sa santé ou en imitant l'instinct de quelques animaux, ou par des moyens dont le hasard lui avait fait connaître l'efficacité. Toute chose employée une fois et jugée utile pour avoir guéri le malade, fut aussitôt enregistrée; et l'on distingua toutes les modifications morbifiques par des noms analogues à la partie lésée, à l'aspect de la maladie, au degré de violence, etc. De cette manière, le traitement des maladies commença à devenir un objet d'étude et de spéculation, et ceux qui apprirent cette foule de noms créés pour désigner les médicamens et les maux, acquirent du crédit, de la réputation et des richesses. Les philosophes s'occupèrent de cette étude, et Hippocrate réduisit cette science de mots en un corps de doctrine; mais comme il manquait lui-même de lumières nécessaires pour la porter à un certain degré de certitude, toute sa doctrine ne présente qu'un chaos d'absurdités; aussi a-t-il raison de dire dans son premier aphorisme : *Ars longa, vita brevis.*

Le nom de ce grand philosophe, plus estimable aujourd'hui que sa doctrine, engagea à se livrer à cette science plusieurs autres philosophes, qui finirent par s'arroger exclusivement le droit de la cultiver. Ainsi, pour ce qui regarde la division, les causes, les symptômes et le traitement des maladies, ils ne firent presque tous que recopier les ouvrages de ce grand homme, ne se permettant que quelques légers changemens. Il n'y a pour ainsi dire pas d'opinion philosophique qui n'ait servi de base à de nouvelles doctrines médicales, pires les unes que les autres; aussi les praticiens les plus judicieux, placés au milieu de tant d'absurdités, et malgré les progrès de la physique animale, se sont religieusement attachés à l'empirisme d'Hippocrate, prétendant qu'en médecine tous les efforts de la raison resteraient inutiles. Mais ce n'est pas là tout le mal : si en suivant l'empirisme d'Hippocrate ils avaient aussi imité sa prudence, les hommes, il est vrai, se seraient en grande partie laissés mourir, mais du moins ils n'auraient pas été tués, comme cela arrive trop souvent.

Il n'y a pas de doctrine médicale qui n'ait été adoptée par quelques écoles, pas une méthode absurde de traitement qui ne soit connue de tous les médecins; car toute la science médicale, telle qu'on l'enseigne dans nos écoles, consiste dans l'histoire de toutes les opinions théoriques; aussi voyez avec quelle anarchie l'art médical est exercé : on laisse mourir un pauvre malade de besoin, se bornant pour tout secours à lui tâter légèrement le pouls et à lui faire avaler quelques verres d'eau froide ou chaude, ou on le tue par des poisons violens, ou en lui enlevant jusqu'à la dernière goutte de sang; et tout cela est justifié par la pratique de quelque médecin renommé. Qu'en faut-il conclure? Que la médecine, telle que nous la voyons aujourd'hui, n'est qu'une science de mots, une science conjecturale, fausse, nuisible, meurtrière aux yeux de ceux qui l'exercent de bonne foi, et pour plusieurs une imposture solennelle pire que l'astrologie judiciaire, comme je le démontrerai dans le cours de cet ouvrage.

Mais admettons qu'elle soit seulement fausse pour tous ceux qui la professent, et qu'il y ait dans la robe de docteur un talisman qui empêche le médecin de dévier du chemin de la vertu; nommons vertu cette prétention d'avoir raison, quand on avoue que l'on est incertain (car le médecin n'agit que d'après son opinion; or l'opinion n'est qu'un jugement incertain, et quand il dit : Telle est mon opinion, c'est comme s'il disait : Je crois cela; mais je n'en suis pas sûr); sera-t-il raisonnable de se livrer en aveugle aux propositions d'un jugement incertain, qui, si elles sont erronées, peuvent causer les plus grands malheurs? Telles sont les substances vénéneuses, telles sont surtout les saignées; car il est des cas où une seule saignée peut causer la mort. Appellerons-nous hommes éclairés ceux qui s'en laissent imposer par de grands mots, tels qu'inflammations, fièvres inflammatoires, comme la multitude ignorante se laisse éblouir par les paroles magiques d'un sorcier qui feint d'évoquer les esprits infernaux?

La physique animale nous fournit aujourd'hui

assez de lumières pour dissiper les ténèbres qui ont enveloppé jusqu'à présent l'art médical, et pour nous montrer clairement que toutes les opinions sont erronées. Aidé de ces lumières, j'ai fait voir dans un ouvrage publié il y a douze ans que cet art pouvait être porté au plus haut degré de certitude physique, et que, dégagé des erreurs dont il est rempli, il deviendrait d'une intelligence facile pour toutes les personnes douées d'un jugement sain. *Les Élémens de la nouvelle doctrine médicale*, appuyée sur les seules lois de la physique animale, que j'ai fait imprimer avec divers autres ouvrages, ont reçu l'approbation de tous ceux qui ont daigné les examiner avec attention. Une foule de médecins tant italiens qu'étrangers y ont puisé des éclaircissemens utiles, ainsi que l'attestent les lettres flatteuses dont ils m'ont honoré, et de plus beaucoup de personnes étrangères à l'art médical en ont retiré de grands avantages; car elles ont pu non seulement se traiter elles-mêmes, sans avoir besoin de médecin, mais encore se rendre utiles à la société en procurant à d'autres la guérison et la santé.

Quel est l'homme raisonnable qui ne sait que la santé est le plus précieux de tous les biens? Quel homme, fût-il des plus bornés, ira de nos jours, pour des affaires de quelque importance, s'en rapporter aux prétendues prédictions d'un ignorant ou d'un imposteur qui se vantera de connaître l'avenir? Et cependant presque tout le monde ne livre-t-il pas aveuglément son existence à des personnes dont la science la plus certaine est de savoir qu'ils ne savent rien? Il serait pourtant facile de sortir de cette erreur funeste qui chaque jour fait de nouvelles victimes; mais que répondent à cela nos modernes sages? *Nous ne sommes pas médecins; il faudrait avoir étudié la médecine pour savoir si tel raisonne bien ou mal, etc.* Eh! faut-il donc avoir étudié l'astrologie judiciaire pour savoir que ce n'était qu'une science de mots entièrement vides de sens? Si la médecine n'est également qu'un amas de mots insignifians, qu'un jargon mystérieux que personne ne peut comprendre, qu'un assemblage de contradictions absurdes, est-il nécessaire d'avoir appris tout cela pour savoir que le médecin le plus érudit et le plus éloquent n'en sait pas plus qu'un autre? Une erreur funeste, que presque tout le monde partage, et qui fait honte à l'intelligence humaine, c'est de croire que les médecins savent quelque chose de positif relativement à l'art de guérir, et de s'en rapporter exclusivement et sans appel au jugement des commissions médicales, pour tout ce qui concerne cette branche de la sûreté publique. Le pédant orgueilleux qui s'arroge le droit de critiquer et de condamner ce qu'il ne comprend pas, frémira de rage en lisant ce que j'avance; il me traitera d'extravagant et vomira contre moi mille injures; il croit que la raison consiste uniquement à faire de belles phrases : qu'il dise donc ce qu'il voudra. Cet argument intéresse tout le genre humain, et mérite toute l'attention du médecin philosophe et des personnes sages qui, par leur philanthropie ou par le rang qu'elles occupent dans la société, peuvent aider à assurer le bonheur des peuples.

Il suffit d'un jugement sain pour savoir que la médecine est une science conjecturale, et par conséquent fausse; mais d'ordinaire on oublie la juste signification des mots, et bien des médecins, faute de se rappeler que la conjecture n'est qu'un jugement mal fondé, et que *faux* signifie *qui trompe*, se laissent entraîner par l'éloquence avec laquelle le médecin expose ses conjectures, et finissent par croire qu'il sait réellement ce qu'il est supposé savoir Les plus sages et les plus prudens sont souvent dupes de cette erreur. L'on dit que le médecin sait quelque chose de positif parce qu'il sait que le quinquina est un fébrifuge, l'opium un dormitif et le mercure un anti-syphilitique. J'ai prouvé que c'était à tort qu'on leur attribuait des qualités spécifiques; mais supposons qu'ils les possèdent réellement, toutes les prescriptions médicales se réduisent-elles au quinquina, au mercure et à l'opium? Si dans toutes les autres prescriptions, le médecin n'est guidé que par des conjectures, comment pourra-t-on dire qu'il sait quelque chose de positif? La variété même des opinions et des doctrines médicales n'est-elle pas une preuve convaincante que les médecins sont autant d'aveugles qui, s'ils frappent qnelquefois sur le mal, frappent plus souvent encore sur le malade? Leur cécité excuse les coups qu'ils font pleuvoir sur l'humanité.

Or, si les médecins exercent leur art dans les ténèbres, ou si, trompés par de fausses apparences, et guidés par des jugemens erronés, ils peuvent commettre impunément les fautes les plus graves, pourquoi leur laisser le droit exclusif de juger sans appel tout ce qui concerne cette branche importante de la police? Soit qu'il s'agisse de donner son avis sur quelque découverte utile, soit qu'il faille veiller sur la conduite morale des médecins, afin d'empêcher les abus qui pourraient compromettre la sûreté publique, les médecins ne peuvent ni dans l'un ni dans l'autre cas être juges compétens. D'abord, ni la robe de docteur, ni les charges, ni la réputation ne rendent l'homme infaillible; ce n'est pas toujours au mérite qu'on les accorde, et elles ne préservent pas des vices. Ensuite, ceux qui se croient autorisés à sacrifier à leurs opinions la vie de leurs semblables, ne se feront pas scrupule d'y sacrifier les droits auxquels peut prétendre celui qui cherche et découvre la vérité; et les monumens élevés par la reconnaissance à la mémoire de tant de grands hommes, justement célèbres dans les annales des sciences et des arts, et qui de leur vivant furent en butte aux plus affreuses persécutions, devraient enseigner à tous les gouvernemens que les opinions ont souvent fait commettre des injustices. Enfin, puisqu'il n'est permis à personne d'être juge dans sa propre cause, le droit de juger la conduite morale des médecins doit être interdit à ceux qui plus que tout autre, manquent à leurs propres devoirs, et que devrait plus spécialement surveiller la justice, chargée de garantir la sûreté publique, et de qui dépendent, ainsi que je vais le démontrer et l'encouragement aux recherches utiles et le bonheur des peuples.

Il est inutile que le philanthrope promette des récompenses à ceux qui par leurs efforts auront bien mérité de la patrie, s'il doit se rapporter sans appel au jugement d'hommes qui peuvent le tromper soit par ignorance, soit par méchanceté. Il est inutile qu'un bon souverain cherche, dans sa sollicitude, à améliorer cette branche importante de la science physique, si les chaires, qui ne devraient appartenir qu'aux vrais philosophes, propagateurs de vérités utiles, sont confiées à quelques pédans qui n'ont que de la mémoire et du babil, et qui font consister tous leurs devoirs à occuper leurs élèves une heure chaque jour.

Rien n'importe plus que la santé des hommes à la prospérité des arts, des sciences, des nations et des gouvernemens. Elle dépend du perfectionnement de l'art médical, auquel on n'arrivera jamais, si l'on ne fait disparaître de cet art tous les abus qui en retardent les progrès, et le rendent plus nuisible qu'utile. Les plus grands abus sont ceux qui ont rapport à la conduite morale des médecins, infidèles à leurs devoirs et parjures au serment solennel qu'ils ont prêté; c'est donc surtout à la justice que l'art médical peut être redevable de son perfectionnement; elle doit avoir incessamment les yeux ouverts sur la conduite morale des médecins, et veiller à ce que tous s'acquittent des devoirs qui leur sont imposés. Tel est l'objet qui me fait présenter au public : *Des devoirs du médecin et des abus qui le rendent coupable des plus graves délits.*

Une question aussi importante demanderait à être traitée par une personne d'un rang élevé, et exigerait, je le sais, une plume plus exercée que la mienne; mais ceux auxquels j'offre le fruit de mes efforts font moins de cas d'un grand nom que de la noblesse des sentimens, et pour eux la vérité toute nue a plus de prix que la recherche et l'élégance du style : c'est à ce public courtois et généreux que je dédie cet opuscule, et tous mes vœux seront comblés, si j'ai pu de quelque manière me rendre utile à l'humanité.

DES DEVOIRS
DU MÉDECIN

ET DES ABUS QUI LE RENDENT COUPABLE DES PLUS GRAVES DÉLITS.

CHAPITRE PREMIER.

Premier devoir du médecin. — Connaître ses propres devoirs.

Chaque état, chaque profession a ses devoirs; de leur accomplissement dépend l'ordre social dans toute nation civilisée. Assigner à toutes les classes de la société les devoirs qu'elles ont à remplir, tel est l'unique objet de toutes les lois, tant divines qu'humaines, et c'est au souverain à veiller à ce que chacun se conforme à ceux qui lui sont imposés. Observer les lois c'est donc se soumettre religieusement aux devoirs de sa profession; pour s'y soumettre il est essentiel de les connaître; aussi peut-on dire que le premier devoir de tout homme est de connaître ses propres devoirs.

Plus l'emploi que nous occupons est élevé, plus nos devoirs se multiplient, et plus nous devons chercher à cultiver notre intelligence, afin de réussir à les connaître et à les accomplir. Les emplois les plus élevés sont ceux qui nous offrent le plus de moyens de travailler à la félicité publique; aussi, pour pouvoir pretendre à ces emplois, il faut qu'une longue culture de nos facultés intellectuelles nous ait fait parvenir à un haut degré de sagesse. Mais, faute de bien définir les choses ou de bien appliquer les définitions, on appelle généralement sage tout homme qui a cultivé avec fruit son intelligence, quelle que soit la science à laquelle il s'est appliqué. Mais la raison, qui consiste à porter sur chaque chose un jugement exact, exige que l'on distingue l'érudition, la science et la doctrine de la véritable sagesse. L'érudition, la science, la doctrine peuvent regarder la connaissance de choses tout-à-fait inutiles, ou peu nécessaires au bonheur des peuples, comme la poésie, la mythologie, l'histoire, l'astronomie, etc., qu'un médecin peut connaître aussi bien que toute autre personne. Il pourra passer pour un homme instruit s'il est versé dans ces sciences; mais s'il ignore les vérités utiles, nécessaires à l'objet de son art, le titre de sage ne lui saurait être accordé.

La santé et la vie des hommes, depuis le souverain jusqu'au dernier du peuple, sont confiées au médecin. Par son objet, la profession de médecin est la plus noble de toutes les professions, car rien n'influe plus sur le bonheur des hommes que l'art médical. Les devoirs que cette profession impose sont si étendus et si rigoureux, que sous un sage gouvernement nul ne peut l'exercer s'il n'a pendant tant d'années fait une étude approfondie de toutes les parties de la science, et si, après avoir donné des preuves de son habileté, il ne s'est engagé par un serment solennel à remplir scrupuleusement de si grands devoirs.

On dit qu'il faut être né poète; on aurait encore plus raison de dire qu'il faut être né médecin. L'expérience de tous les siècles nous apprend que, pour réussir dans quelque profession que ce soit, il faut avoir reçu de la nature les dispositions physiques et morales nécessaires, sinon l'on est condamné à rester éternellement médiocre. Dans toute autre profession la médiocrité et même l'insuffisance ne nuisent qu'à celui qui l'exerce, et portent peu préjudice à la société. Voulez-vous être poète en dépit d'Apollon, vous serez ridicule; abordez-vous la carrière du barreau sans y être appelé par la nature, vous ferez un méchant avocat, ou peut-être à force de briguer parviendrez-vous à obtenir quelque emploi, ce qui pourra léser les droits de quelque autre. Ce sera un mal, j'en conviens, mais non pas un mal sans remède, et l'on voit souvent qu'en pareil cas le délinquant est puni. Mais comment réparer les homicides commis journellement par tant de mauvais médecins qui font de leur art un objet de spéculation, et qui manquent même des qualités requises dans un simple infirmier? Comment remédier au désespoir de tant de familles que l'ignorance et le caprice des médecins a privées de leur unique soutien?

Si tous ceux qui se vouent à l'étude de la médecine réfléchissaient sérieusement aux devoirs qu'ils jurent solennellement de remplir; s'ils songeaient bien que chaque fois qu'ils y manquent, ils compromettent la santé et la vie de leurs semblables; le nombre des médecins se trouverait certainement bien restreint; mais aussi quels progrès immenses ne ferait pas l'art médical cultivé seulement par des hommes vertueux? Mais comment les étudians pourront-ils connaître toute l'étendue de leurs devoirs s'ils ont le malheur de tomber à des professeurs qui font consister ces devoirs à apprendre par cœur leurs absurdes doctrines, et qui n'ayant d'autre guide que l'ambition, leur donnent leurs opinions pour des vérités?

On convient que pour réussir dans quelque profession que ce soit, il faut avoir reçu de la nature les qualités physiques et morales nécessaires; cela est indispensable en médecine, car l'insuffisance rend nécessairement le médecin coupable des plus grands délits. Quel délit plus grave que de ruiner pour toujours un homme qui vient à nous dans l'espoir que nous le soustrairons au danger qui le menace? N'est-ce pas un véritable assassinat, et des plus atroces? C'est cependant ce que fait bien souvent le médecin, et son ignorance lui assure l'impunité. Mais si l'ignorance peut excuser le délit, quand elle est involontaire et incurable, elle est elle-même un délit quand elle provient de la négligence à remplir ses devoirs.

Examinons les devoirs que contracte successivement le médecin depuis le jour même où il commence à étudier son art jusqu'à ce qu'il ait atteint le grade le plus élevé où il puisse parvenir dans l'exercice de sa profession, et en plaçant à côté de ces devoirs les abus que présente la conduite morale dans tous les degrés de la hiérarchie médicale, nous trouverons facilement la véritable raison de l'obscurité et de l'ignorance où cet art important est resté jusqu'ici plongé. Le temps peut quelquefois donner aux abus force de loi; ils sont en si grand nombre parmi nous, qu'il serait difficile et peut-être dangereux de les détruire tous; mais si quelques abus peuvent sans danger acquérir force de loi, parce qu'ils sont presque généralement répandus et qu'ils ne nuisent pas à la sûreté publique, il n'en est pas de même de ceux qui existent en médecine : ceux-ci ne doivent pas être tolérés, car leurs résultats sont en raison du grand nombre de médecins qui les commettent, et il n'en est pas un qui ne rende le médecin coupable des plus graves attentats à la sécurité publique. Plus l'emploi que nous occupons est élevé, plus nos devoirs sont étendus; nous allons donc examiner ceux du médecin dans tous les différens degrés qu'il peut parcourir. Nous commencerons par les devoirs qui lui sont imposés pendant le cours de ses études; de là nous passerons à ceux du praticien, ensuite à ceux des médecins de canton et d'hôpitaux, puis à ceux des professeurs, et nous terminerons par les devoirs du médecin en chef (proto medico).

CHAPITRE II.

Devoirs de l'étudiant en médecine.

On doit supposer que tout jeune homme qui se voue à l'étude de la médecine a reçu une éducation civile, et qu'il connaît ses devoirs d'homme du monde, de citoyen et de sujet. Le plus pernicieux peut-être de tous les abus est de souffrir que le vrai temple de la sagesse soit profané par une jeunesse licencieuse, turbulente, dont les exemples entraînent et perdent les bons. On ne peut être admis à suivre les cours de médecine si l'on n'a pas fait un cours de philosophie, c'est-à-dire si l'on n'est pas philosophe; du moins ainsi le veulent les réglemens établis dans le royaume Austro-Lombard, et je crois que les réglemens sont à peu près les mêmes dans toutes les universités d'Europe.

S'il est une science qui exige impérieusement que celui qui la cultive soit philosophe, c'est certainement la médecine, et on ne peut nier que l'infraction aux devoirs de philosophe soit la première source des délits que le médecin peut commettre. Les réglemens qui veulent que ceux qui s'adonnent à la médecine aient fait un cours de philosophie, n'entendent pas qu'on se borne à essuyer pendant un an les bancs d'une école de philosophie; ce que l'on se propose, c'est d'avoir dans les médecins non de vils pédans, mais de vrais philosophes. Le philosophe est l'ami de la vérité, et celui qui veut faire un bon usage de sa raison est meilleur philosophe que tous ceux qui, après avoir fait leur cours de philosophie, n'ont d'autre mérite que d'avoir appris par cœur ce qu'on leur a enseigné, et qui, ne jurant que par leur maître, ne comprennent seulement pas le sens des mots qu'ils emploient.

La médecine est jusqu'à présent une science conjecturale, uniquement appuyée sur des opinions, c'est-à-dire sur des jugemens incertains, mal fondés, et par conséquent faux et trompeurs: c'est une vérité que le philosophe qui se livre à l'étude de cette science ne doit jamais perdre de vue; car il y a des professeurs qui, doués d'une éloquence brillante, savent tellement embellir leurs opinions, qu'ils les font facilement prendre pour des vérités. L'étudiant qui fréquente une école pour apprendre et non pour décider si la doctrine qu'on y enseigne est la meilleure, est obligé de suivre les leçons de ses maîtres; et ce n'est qu'après avoir obtenu le lauréat qu'il peut étudier, afin de confronter les opinions de son école avec celles des autres, et d'apprécier celle qu'il croit la plus conforme au bon sens, jusqu'à ce que quelque rayon de vérité le fasse marcher avec plus d'assurance dans la route qu'il doit parcourir.

Le médecin doit être philosophe; mais pour mériter ce titre, il ne lui suffit pas d'avoir fait un cours de philosophie; il faut qu'amant de la vraie sagesse, qui, comme je l'ai déjà dit, consiste dans la connaissance des vérités utiles, il cherche à la répandre et à la faire aimer. Qu'il se persuade que tout ce que lui enseignent les professeurs en fait de médecine, n'est que le recueil des diverses opinions reçues jusqu'à nos jours, et que le diplôme de docteur qu'on lui décerne au bruit des applaudissemens ne fait que le rendre apte à entreprendre la véritable étude de l'art de guérir.

Le devoir principal de l'étudiant en médecine est donc de bien étudier l'histoire de la médecine et de toutes les opinions systématiques, afin de ne pas se laisser séduire par celle de son école; car, en sa qualité de philosophe, il doit savoir que l'opinion est toujours un jugement incertain; or, si les opinions de tant de praticiens célèbres, qui jouirent pendant leur vie d'une haute réputation, se sont trouvées erronées; si l'on peut en dire autant des opinions de ceux qui suivent une pratique opposée à celle de son école, il doit croire que l'opinion et la pratique de son école peuvent également être erronées, et ne pas les adopter aveuglément et sans examen; car c'est la vérité seule qu'il doit chercher, et la vérité exclut toutes les opinions. Le médecin qui n'est pas philosophe, bien qu'il ait fait d'une manière brillante toutes ses études, contrevient aux lois de son état; et fût-il revêtu des charges les plus honorables, sa pratique sera toujours illégale, et n'offrira qu'une suite de délits.

Une ou deux années de pratique dans une salle de clinique suffisent, d'après les réglemens, au médecin lauréat pour obtenir le diplôme de libre pratique. C'est bien peu; mais l'on suppose que tout médecin est philosophe, et que nul n'abusera de l'autorité que confèrent au médecin le diplôme de libre pratique, et au praticien le titre de professeur. Un médecin abuserait de son diplôme, si dans sa pratique il suivait en esclave les opinions du maître dont il a pendant un an fréquenté les leçons. Si le professeur de clinique a des raisons et des faits à produire à l'appui de sa doctrine, les médecins qui suivent une pratique entièrement opposée à la sienne, doivent également avoir des raisons et des faits à l'appui de leur théorie, et ce serait une témérité de la part du jeune médecin de vouloir condamner la manière d'agir des autres sans avoir examiné avec attention les raisons et les faits qui peuvent justifier la pratique de chacun, afin de pouvoir déterminer avec connaissance de cause celle qui mérite la préférence. Il manquerait ainsi à ses devoirs de philosophe, et serait indigne d'exercer une profession si noble, si délicate et si périlleuse.

Deux célèbres praticiens, le professeur de clinique, conseiller Frank, mon maître, et le professeur Raggi, qui depuis quelques années le remplace dignement à l'université de Paris, avaient à la même époque une salle de malades dans l'hôpital de cette ville; le premier, comme médecin clinique; le second, comme médecin ordinaire. M. le professeur Tommasini, clinique de Bologne, est tout glorieux d'avoir trouvé la doctrine de ces deux praticiens entièrement conforme à la *Nouvelle Doctrine médicale italienne*, dont il est l'auteur; laissons-le jouir de cette gloire; je me bornerai pour ma part à rapporter le fait suivant : pendant que M. Frank déclamait avec force, dans sa salle de clinique, contre les saignées, le professeur Raggi en faisait en si grande quantité, que le docteur Céra ne put retenir une exclamation qui fit rire tous les assistans, et que je me rappellerai toute ma vie : ce célèbre opérateur traversait la salle du professeur Raggi; stupéfait à la vue de toutes les tasses pleines de sang qui se trouvaient aux lits des malades, il se jeta à genoux au milieu de la salle, son chapeau à la main, et s'écria à haute voix : *Omnes sancti martyres, orate pro nobis*

Je ne me permettrai pas de décider lequel des deux avait raison ; je dirai seulement que deux médecins aussi célèbres devaient avoir des raisons et des faits à l'appui de leurs opinions; mais que leur pratique n'étant dirigée que par des opinions, le philosophe ne doit la suivre qu'avec une extrême prudence, jusqu'à ce que de longues et constantes recherches l'aient enfin mis à même de choisir un guide plus sûr. Les anciens philosophes qui voulaient s'adonner à la médecine avaient soin, après leur lauréat, de fréquenter pendant quelques années les cliniques des professeurs les plus célèbres, et ils voyageaient à cet effet. Aujourd'hui même ceux qui connaissent toute l'importance de leur art, ne se contentent pas des seules doctrines de leur pays. Quelle que soit l'école qu'ils aient fréquentée, les jeunes médecins qui veulent parvenir à la découverte de la vérité, doivent consulter ceux qui jouissent d'une réputation égale ou supérieure à celle de leur maître, ou bien il faut que plusieurs années d'observations profondes les mettent à même de reconnaître son insuffisance. Mais avant d'arriver à la vérité, que de victimes ils sacrifieront encore! Le philosophe qui connaît toutes les opinions ne doit donc jamais oublier que sa science la plus certaine est de savoir qu'il ne sait rien.

Mais s'il est du devoir du médecin de se défier des opinions de tous parce que toute opinion est un jugement incertain et mal fondé; s'il doit étudier avec attention la pratique de ceux dont les opinions sont contraires à celle de son école, que peut attendre la société de la plupart de nos jeunes médecins, qui, connaissant à peine la manière d'étudier l'art de guérir, se livrent effrontément à la pratique comme s'ils étaient infaillibles? Nous allons, en traitant des devoirs du médecin praticien, examiner les conséquences qui résultent de cet abus.

CHAPITRE III.

Devoirs du médecin praticien.

Le premier devoir du médecin praticien est d'avoir

sans cesse présent à l'esprit l'objet important pour lequel il est appelé. L'homme honnête, à qui l'on remet en dépôt une somme d'argent, craint toujours de se montrer indigne de la confiance qu'on lui accorde; un rien le met en émoi, et le fait redoubler de soins et de zèle; enfin, il exposerait sa vie pour défendre et conserver intact le dépôt sacré confié à son honneur. Le malade confie à son médecin bien plus que de l'argent : la vie est le plus précieux de tous les trésors; rien ne peut la compenser, et quand on la perd, c'est pour toujours. Le médecin doit faire autant de cas de celle du plus humble villageois que de celle du seigneur le plus opulent. L'objet important de l'art médical est de rétablir et de conserver la santé de l'homme, et cet objet doit être la première règle de sa conduite.

L'homme qui a pleine confiance en son médecin lui livre le bien le plus précieux qu'il possède, s'abandonnant avec assurance à son savoir et à sa probité; que ne doit pas faire le médecin pour se rendre digne d'un honneur aussi grand? Le gouvernement même, en lui accordant l'exercice de l'art médical, en lui faisant prêter serment, compte sur sa moralité; quelle vertu ne faut-il pas pour justifier une telle confiance? Le médecin doit étudier continuellement, afin de pouvoir opérer avec connaissance de cause; c'est là le premier, le plus important de ses devoirs; c'est par là surtout qu'il se rendra digne de la confiance générale. Les sciences qui doivent lui fournir les lumières nécessaires pour marcher avec sûreté dans le chemin de la sagesse, ont fait d'assez grands progrès, et nous avons aujourd'hui des lumières dont les premiers pères de la médecine étaient entièrement privés. La science médicale elle-même peut de nos jours faire des progrès rapides; mais ce ne sont pas les ouvrages des anciens que nous devons étudier : l'étude principale doit être faite sur le grand livre de la nature.

Tout ce que les volumineux ouvrages des anciens peuvent contenir de bon nous a été transmis par nos maîtres, et ce serait faire tort à leur bonne foi que de douter qu'ils aient pu se tromper. Tous les médecins doivent coopérer aux progrès de leur art. Dans les écoles on enseigne les diverses doctrines adoptées jusqu'ici, doctrines qui toutes varient, parce qu'elles ne sont fondées que sur des principes hypothétiques, sur des conjectures, et sur de fausses apparences, qu'on donne pour des observations. Le cours entier des études médicales ne sert qu'à mettre le médecin sur la vraie route qui doit le conduire aux vérités utiles. Il doit à cet effet étudier les nouvelles découvertes, et surtout examiner les ouvrages qui promettent des éclaircissemens, et contredisent les principes et la pratique de son école. Mais que ce devoir est rarement rempli !

En général, quand il paraît en médecine quelqu'ouvrage nouveau, on décide, d'après le nom de l'auteur, s'il mérite ou non d'être lu; le lit-on, on examine s'il est conforme aux opinions admises dans les principales écoles, et si par malheur il contient quelque chose qui s'écarte de la doctrine de quelqu'autre renommé, on le jette avec mépris, comme si tous les médecins étaient obligés de regarder les opinions une fois reçues comme autant de dogmes de religion. Mais si la médecine n'est encore qu'une science conjecturale, si tous ses dogmes ne sont basés que sur des opinions, si on peut lui faire faire des progrès réels en substituant aux opinions des vérités physiques, pourquoi vouloir que tous ceux qui coopèrent à ses progrès suivent les erreurs des autres? Un médecin honnête (et nous devons croire que tous le sont, à moins de preuves du contraire) qui publie un ouvrage promettant des éclaircissemens utiles, mérite l'estime de tous ses confrères, et tous, comme philosophes, sont tenus de le lire avec attention, quand même l'auteur ne remplirait pas exactement ses promesses, et que son nom serait entièrement inconnu dans le monde médical et littéraire.

Telle est l'obscurité de l'art médical, que le moindre rayon de vérité peut apporter les plus utiles éclaircissemens. Le philosophe qui sait profiter de tout, a dû plus d'une belle découverte à l'empirique ignorant, et même à l'instinct des brutes. Il est arrivé bien des fois qu'un individu a trouvé dans un ouvrage une foule de vérités échappées à mille autres qui l'avaient pourtant lu et relu. Le tort le plus inexcusable du médecin philosophe est de dédaigner d'examiner avec attention un ouvrage de médecine qui promet d'utiles éclaircissemens, par la raison que l'auteur est inconnu à la république des lettres, qu'il n'a jamais occupé d'emplois distingués, et que quelques médecins de grande réputation en parlent d'une manière peu favorable.

Je suppose que ceux qui occupent les chaires et les places honorifiques et lucratives sont tous des hommes savans et vertueux, ennemis de l'intrigue et inaccessibles à l'intérêt, et qu'ils ne doivent qu'à leur mérite personnel le crédit et la réputation dont ils jouissent; la société devra-t-elle compter sur eux pour d'utiles découvertes et pour le perfectionnement de la science? Mais lors même que, non contens de posséder l'érudition nécessaire aux emplois qu'ils occupent, ils voudraient se livrer à l'étude, les momens leur manqueraient. Quel est le philosophe qui ne sait que les hommes célèbres dont nous honorons la mémoire pour avoir enrichi leur pays de découvertes utiles, furent presque tous, malgré leurs charges et la réputation dont ils jouissaient, objets et victimes des plus horribles persécutions? Le médecin sage doit croire que tous ceux à qui l'on a accordé des emplois et des distinctions les avaient mérités, et étaient incapables d'en abuser; mais il ne doit pas s'en laisser imposer au point de croire que les emplois même les plus honorables rendent le médecin infaillible et ses opinions plus conformes à la vérité.

Tant que la médecine ne sera pas entièrement débarrassée de toutes les erreurs qui en font une science conjecturale et dangereuse, le médecin, dans sa pratique, devra toujours se méfier de lui-même, et par conséquent étudier tous les ouvrages qui combattent sa doctrine, et accueillir toutes les raisons qu'on peut lui opposer; sinon il risquera de se rendre coupable d'homicide et de commettre les plus grands délits. Mais on trouve difficilement parmi les médecins cette égalité de vertus si nécessaires pour arriver à la vérité. Elle devrait cependant être ambitionnée par tous les hommes, afin de trouver le bonheur sous quelque gouvernement qu'ils vivent. Mais on voit trop souvent chez eux ce qui arrive chez la plupart des hommes : infidèles à leurs devoirs, ils marchent d'erreurs en erreurs, jettent dans la société le trouble et le désordre, accumulent les délits, et portent la désolation dans le sein des familles. Les uns, abusant de leur rang et de leur autorité, prennent, en parlant, un ton doctoral; toute opinion doit céder à la leur, et si un médecin se permet de faire sur leurs jugemens quelque juste observation, ou ils lui imposent silence, ou, souriant avec dédain, ils le font passer aux yeux des assistans pour un imbécille qui ne sait ce qu'il dit; d'autres, éblouis par le nom et la célébrité du médecin avec lequel ils sont appelés à consulter, perdent entièrement la tête, peuvent à peine bégayer quelques mots, et se regardent comme trop honorés s'il daigne écrire leurs prescriptions. De tels abus ne sont-ils pas funestes à la société?

Le vrai médecin philosophe est obligé de savoir relativement aux dogmes de l'art médical tout ce que peut savoir un autre, et celui qui n'est pas vraiment philosophe professe son art en dépit de toutes les lois, et son nom devrait être rayé de la liste des médecins. Rien n'est plus capable de gagner au médecin la confiance générale que l'humilité, qui doit lui rappeler sans cesse, quels que soient sa réputation et son rang, que l'art qu'il exerce est un art conjectural, et qu'il ne sait rien de positif; elle ne lui permettra pas de prétendre qu'on le préfère à ses confrères. Un médecin présomptueux, arrogant, qui méprise ou reçoit avec indifférence les avis qu'on peut lui donner, trahit les devoirs de son état, et compromet l'existence des malades. La docilité, c'est-à-dire cette disposition que doit avoir l'homme raisonnable à accueillir les conseils d'autrui, est ce qui distingue le médecin sage, et lui mérite la confiance plus encore que l'érudition la plus vaste. Mais la grossièreté, l'orgueil, l'intolérance font du médecin un homme dangereux, et de ses fautes autant de délits, que son ignorance ne peut excuser, car chez lui l'ignorance est elle-même un délit.

Si rien n'excuse l'orgueil du médecin qui s'érige en maître au lit de son malade; que dire de la lâcheté de ceux qui se font ses échos et ses esclaves? Tout médecin est tenu d'examiner avec attention le malade; aucune considération ne doit l'empêcher de donner son avis; seulement il doit le faire avec politesse et sans offenser personne. De là la nécessité d'interdire l'exercice d'un art si noble à ceux qui n'ont pas reçu une éducation civile. Il n'y a pas de prétention plus ridicule que celle d'être cru infaillible dans ses opinions. Pourquoi rougir d'être dans l'erreur, lorsque chaque fois que l'on soutient une opinion l'on avoue que l'on doute? Car toutes les opinions, même les plus accréditées, ne sont que des jugemens incertains; et quand un médecin dit être de telle opinion plutôt que de telle autre, ce n'est qu'un jugement incertain qu'il prononce. Faut-il donc que la vie d'un homme soit à la merci des prescriptions de jugemens incertains? Au milieu de l'embarras des opinions, le médecin prudent doit céder à l'expérience; on préfèrera avec raison ceux qui, vieillis dans la pratique, ont toujours été guidés par la prudence; et c'est dans ce cas que l'autorité des pères de la médecine, qui diffèrent peu les uns des autres dans leur pratique, peut être de quelque poids. Mais quels que soient son âge et son expérience, le médecin ne mérite aucun égard si son entêtement dans ses opinions rend ses prescriptions dangereuses. On me dira que la prudence a ses inconvéniens, et que la timidité dans les prescriptions peut causer la mort des malades; mais il vaut mieux laisser mourir un homme faute de savoir la manière de le guérir, que de le tuer par des remèdes trop violens, comme le font tant de médecins. Laissez agir la nature, la maladie deviendra moins vite mortelle que si vous employez un mauvais mode de traitement. C'est une vérité que l'expérience nous prouve chaque jour.

Mais si le médecin doit savoir que son opinion n'est, comme celle de tous les autres, qu'un jugement incertain, ne doit-il pas également mettre en doute sa fausseté, comme celle des opinions d'autrui? Si s'obstinant dans son opinion, et abusant de l'ascendant que quelque titre lui donne sur l'esprit de ses concitoyens, il méprise les sages conseils de ceux qui pourraient l'éclairer, et par ses prescriptions rend longue, dangereuse et mortelle une maladie qui, traitée différemment, eût été légère et de peu de durée, ne se rend-il pas coupable d'un grave délit? Dans mes divers ouvrages de médecine, j'ose avancer que j'ai su remplacer les opinions par des vérités physiques; que les doctrines médicales connues jusqu'ici sont toutes erronées, et que quelques-unes d'elles conduisent à une pratique absolument meurtrière; on y verra que dans la seule ville de Milan on sacrifie tous les ans plus de trois mille personnes, qu'il serait facile de sauver. Plusieurs médecins ont reconnu la bonté de ma doctrine, et mes principes ont été et sont encore journellement justifiés par la guérison d'une foule de malades, que les praticiens les plus renommés avaient condamnés sans remède; mais je suppose que je me sois trompé et que mes ouvrages, au lieu de renfermer, ainsi que je m'en flatte, beaucoup plus de vérités que d'erreurs, ne présentent qu'une seule découverte utile au milieu d'un tas d'absurdités, nul médecin ne peut, sans manquer à son devoir de philosophe, se dispenser de les examiner avec attention. On m'a souvent dit que ma doctrine serait appréciée après ma mort, et qu'on me rendrait alors la justice qu'on me refuse aujourd'hui; je ne me livre point à cette illusion; car je n'aurai sans doute pas le bonheur d'avoir rendu à l'humanité le service dont me flatte mon amour propre; mais si cela pouvait arriver, si l'on reconnaissait que de nos jours tant d'êtres sont victimes du caprice et du plus détestable abus, tous ceux qui abusent de la confiance que le public leur accorde ne se rendraient-ils pas coupables des plus graves délits? Est-il nécessaire d'être médecin pour juger que le titre de philosophe doit être refusé à ceux qui ne jurent que par autrui; que les médecins qui ne sont pas philosophes exercent leur art en dépit des lois, et que leur conduite n'offre qu'une suite de délits?

L'importance de l'objet de l'art médical exige que le médecin soit de droit commun, c'est-à-dire qu'il soit obligé de prêter son ministère à tous sans distinction, et à quelque heure que ce soit. Il est vrai que, vivant de son salaire, il est dispensé de traiter ceux qui ne peuvent payer ses soins, et ont la ressource des établissemens de bienfaisance; mais dans un cas urgent il doit courir où on l'appelle. Étant de droit commun, il doit surtout considérer tous ceux qui exercent légalement l'art médical comme des membres d'une même famille, qui doivent se prêter mutuellement assistance dans l'exercice de leurs fonctions. L'envie, la jalousie de métier, peuvent partout ailleurs être tolérées; mais entre médecins, ce sont des vices impardonnables, qui dégradent l'art et rendent le médecin médisant, etc. Le médecin médisant est un véritable assassin; car outre qu'il discrédite ses confrères et leur enlève ainsi leurs moyens d'existence, il peut causer la mort d'une foule d'êtres qui ne le regardent en rien. Si j'énumérais ici tous ceux que j'ai sauvés, pour être arrivé à temps et pour avoir remplacé par un traitement raisonnable des prescriptions dictées par l'erreur, on pourrait juger combien de morts ont à se reprocher ceux qui, priés par leurs malades de me demander mon avis, ont refusé d'entrer en consultation avec moi, ajoutant à leur refus la grossièreté et l'imposture; et je ne suis certainement pas le seul médecin à qui pareille chose soit arrivée.

Dans une ville où il y a beaucoup de médecins, un homme de l'art peut, par quelques motifs valables, se dispenser d'entreprendre la cure d'un malade, qui peut avoir des raisons de ne pas accepter son ministère; mais quand il l'entreprend, il ne doit pas oublier qu'il s'engage à faire tout ce qui dépendra de lui pour conserver la vie et la santé à ceux qui se livrent à ses soins. Peu de malades, je l'avoue, connaissent la dignité de l'homme qui mérite qu'on lui confie son existence; plusieurs ont même si peu d'estime pour leur médecin qu'ils ne lui confieraient pas la somme la plus légère, et craindraient de le laisser seul chez eux ou en tête-à-tête avec leur femme ou leurs filles. D'où vient cela, si ce n'est de ce que trop de médecins ignorent ou trahissent leurs devoirs? Le peu d'estime que quelques uns méritent est cause que les malades en font venir d'autres en secret, lesquels, abusant à leur tour de la crédulité de ceux qui les paient, condamnent la pratique du médecin habituel, prescrivent un traitement pire que le sien, et commettent un double délit, en perdant leurs confrères de réputation, et en ruinant la santé des patiens. Tout cela tombe sur les malades, sur leurs parens, sur leurs amis ; mais si tous les médecins connaissaient leurs devoirs, et se faisaient une loi de n'y jamais manquer, ils ne s'exposeraient pas à perdre l'estime de leurs malades.

Le médecin doit être avec ses malades doux, aimable, prévenant, affectueux, sans cependant sortir du naturel ; car l'affectation, loin de gagner la confiance, inspire de l'éloignement. Le malade doit voir dans son médecin un véritable ami, et non un maître, un être arrogant, impatient, intolérant et colère. Il n'est pas nécessaire que le médecin fasse connaître à celui qu'il traite le doute de ses opinions; mais chaque fois que celui-ci ou ses parens témoignent le désir d'entendre l'avis d'un autre médecin, il doit céder à un désir si naturel et si louable, sans prétendre qu'on le préfère ou qu'on éloigne les autres. La consultation est une espèce de compte que doit rendre un individu à un autre individu qui lui a confié la gestion de ses affaires, et il est obligé de remettre ce compte entre les mains de celui qui jouit de la confiance du propriétaire ; mais ces qualités morales sont-elles bien communes chez les médecins ? Il y a des familles où la flatterie seule dispense le mérite ; là le médecin dépouille dans l'antichambre toute sa dignité, et s'approche du lit du malade, non pour examiner avec attention la maladie, mais pour applaudir à tout ce qu'on lui dira de faire. Dans ces maisons opulentes, on ne reçoit et on n'appelle en consultation que des médecins qui ont su inspirer aux parens une opinion favorable; aussi sont-ils regardés comme des oracles, et tous les autres doivent par convenance et par politique leur sacrifier leurs opinions, la raison, et jusqu'à la vie des malades. Ces gens, qui ne semblent nés que pour vivre et mourir, et à qui l'argent ne coûte que la peine de le recevoir et de le dépenser, font plus de cas d'un médecin galant que d'un médecin instruit et vertueux: aussi quand un médecin honnète se trouve par hasard chez un malade de cette espèce, il a raison de dire: *Vult decipi, decipiatur.*

Mais le médecin qui dans ces familles dont je viens de parler pousse l'humilité jusqu'à la bassesse, devient tout autre dans celles qui ne gagnant leur pain qu'à force de sueurs, mériteraient tant d'égards et de considération. Il entre avec un air de grandeur et de dédain, et permet à peine au malade de lui expliquer ses souffrances; il abrège autant que possible sa visite, s'assied pour écrire sa recette, et après avoir lancé un coup d'œil mystérieux et quelques paroles plus mystérieuses encore, il sort, sans dire à personne quelle est la maladie dont le patient est accablé. Il règle le nombre de ses visites non sur le caractère de la maladie, mais sur l'étage et le mobilier du malade. Si le malade ou la famille désire connaître l'avis d'un autre médecin, il entre aussitôt en fureur, et menace de ne plus mettre les pieds dans la maison: ou si son intérêt l'engage à y revenir, il consent à ce qu'on demande, mais à condition que le médecin qu'on lui adjoindra sera à son gré, c'est-à-dire qu'il en veut un qui se borne,

3.

dans la consultation, à approuver ses prescriptions. Si au contraire les parens en désiraient un autre qui n'accepte pas un rôle aussi passif, il use d'adresse pour l'éloigner, le leur dépeint comme un charlatan, un imposteur, et invente mille calomnies pour détruire la bonne opinion qu'on en concevait. Quand de pareilles choses se renouvellent presque journellement, quelle estime voulez-vous que le médecin puisse inspirer aux malades, aux familles, aux gens sensés? S'il ignore ses devoirs, peut-il prétendre que des gens qui ne sentent que le besoin de recouvrer la santé, connaissent les leurs?

Que le médecin inspire aux malades la confiance et non la crainte; qu'il n'exige pas d'eux de payer un second médecin, qui se fasse l'apologiste de ses opinions erronées au lieu de remplir scrupuleusement son devoir; qu'il ne condamne pas la pratique d'un autre, sans connaître les raisons qui le font agir; enfin que tous les médecins soient sages, prudens et vertueux; alors ils seront dignes de la confiance qu'ils ont droit d'exiger de leurs malades, et chacun aura pour eux l'estime qu'ils méritent.

La consultation est, ainsi que je l'ai déjà dit, un compte que doit rendre le médecin habituel à un autre médecin qui jouit de la confiance du malade ou de ses parens. L'honnête homme chargé des affaires d'autrui se trouve toujours disposé à rendre compte de sa gestion au premier venu, quand le devoir l'exige; de même, le médecin doit rendre compte à tout autre médecin, et il devient suspect dès qu'il prétend avoir le droit de ne consulter qu'avec ceux qui lui plaisent. Mais si pour les affaires de commerce et d'intérêt il existe un tribunal auquel on peut recourir, pourquoi n'y en aurait-il pas un pour juger le médecin qui prétend disposer en maître de la vie de ses malades ?

Le médecin qui exerce sa profession pour vivre, a droit d'être payé de ses soins; mais il serait bien méprisable s'il ne traitait les malades que dans la seule intention de gagner de l'argent. Le premier objet qu'il doit se proposer est d'arracher l'humanité aux maux que la tourmentent, comme s'il était obligé de prêter gratuitement son ministère à tous.

Il est vrai que l'on rencontre souvent des ingrats qui, après avoir recouvré la santé, oublient la dette qu'ils contractent, et pour excuser leur conduite, disent tout le mal possible de ceux dont les soins et les efforts les ont rendus à la vie; mais ces odieux procédés ne peuvent autoriser le médecin à manquer au moindre de ses devoirs; d'ailleurs il trouve souvent des personnes honnêtes dont la générosité répare le tort qu'ont pu lui faire les ingrats. Il en est aussi à qui leurs moyens ne permettent pas de s'acquitter avec de l'argent; mais le médecin philanthrope trouve dans l'expression touchante de leur reconnaissance une récompense plus douce et plus flatteuse.

CHAPITRE IV.

Devoirs du médecin cantonnal et d'hôpitaux.

Je crois que rien n'est plus humiliant pour le médecin philanthrope que de se voir dans la nécessité de réclamer son salaire. Le médecin cantonnal qui a des honoraires suffisans, ne se trouve pas exposé à cette humiliation; mais outre les devoirs du médecin salarié, il en a d'autres qui peuvent lui être commandés par mille circonstances imprévues; aussi doit-il toujours se trouver prêt, et porter ses soins à quelque heure du jour et de la nuit qu'on vienne le requérir. S'il manque à ce devoir sans motif légitime, il est doublement condamnable; car d'abord il vole ses honoraires, et ensuite, si la maladie pour laquelle il est mandé devient périlleuse et mortelle, faute d'avoir été traitée à temps, il se rend coupable d'homicide. Le médecin dont les visites sont payées, peut, par délicatesse, rester quelques jours sans visiter ses malades, si toutefois la maladie ne présente pas un caractère grave. Quoique la présence du médecin soit une consolation pour le malade, bien des personnes renoncent à se procurer cette consolation quand elle doit leur coûter de l'argent. Le médecin cantonnal n'est point dans ce cas; il est obligé de visiter journellement ses malades s'ils le désirent, car il ne doit négliger aucun moyen de leur procurer du soulagement.

Les médecins payés pour traiter les malades dans les hôpitaux sont de véritables médecins cantonnaux. Le médecin cantonnal, placé dans la campagne, est quelquefois excusable de ne pas examiner un malade avec toute l'attention nécessaire, ou de se dispenser des visites voulues, quand ce malade, faute de moyens, se trouve dans l'impossibilité de se procurer les médicamens qu'on lui ordonne: Cette excuse n'existe pas pour ceux qui sont destinés à traiter les malades dans un hôpital suffisamment pourvu, comme le sont presque tous ceux des villes. Dans un grand hôpital où il y a beaucoup de médecins, toute maladie tant soit peu grave doit réclamer l'attention de tous. Dans ces lieux de bienfaisance, les malades devraient, sous le rapport des ressources que l'art médical peut offrir, se trouver mieux que les plus grands seigneurs. On doit supposer que le choix des médecins appelés à les traiter est fait par des hommes intègres, uniquement occupés du bien de l'humanité, et par conséquent, il doit tomber sur les plus dignes. L'humanité souffrante qui, à la porte de l'hôpital, n'était qu'un objet de compassion, une fois admise à jouir des bienfaits de l'établissement, en devient la véritable maîtresse, et tous les employés ne devraient s'occuper que de lui procurer tous les avantages possibles. Un homme ignorant qui ne connaît pas la difficulté de l'art médical et le danger auquel il s'expose en se confiant à un mauvais médecin, demande seulement s'il est docteur, et regarde souvent comme son sauveur celui qui, par son ignorance, l'aura fait languir pendant plusieurs mois dans un lit pour une maladie qui, bien traitée ou entièrement négligée, eût à peine duré quelques jours. Dans un hôpital, au contraire, les médecins sont presque toujours choisis par des gens de l'art qui jouissent de la plus haute réputation, et si ces choix ne répondent pas au vœu des bienfaiteurs, c'est parce que ces médecins, qui plus que tout autre devraient connaître leurs devoirs, abusent souvent de la confiance dont ils sont honorés.

Quant aux réglemens qui ont rapport au traitement des maladies, ils ne peuvent être établis que par la Faculté de médecine; il ne faut donc pas s'étonner si dans quelques hôpitaux les réglemens sont, comme quelques doctrines, entièrement en contradiction avec l'objet principal de ces établissemens. Les malades sont les maîtres légitimes des hôpitaux, et à ce titre, ils doivent être traités comme ils le seraient chez eux s'ils avaient les moyens de se procurer les médicamens nécessaires. Les visites économiques des administrateurs, au lieu de peser sur les pauvres malades, devraient avoir pour but et pour résultat d'améliorer leur sort et d'aviser aux moyens de les bien traiter. Quand le pauvre est admis dans un hospice, il a droit à tous les soins, à tous les égards qu'un seigneur pourrait exiger; car aux yeux d'un gouvernement sage, il est membre de la société aussi bien que tout autre. Le médecin doit avoir cette idée sans cesse présente à l'esprit, et songer que l'admission dans un asile de bienfaisance est un dédommagement bien dû à cette classe du peuple la moins élevée, mais la plus intéressante, puisque c'est elle qui nous pourvoit de tout ce qui peut servir à nos premiers besoins, qui fertilise les campagnes, enrichit l'état et défend la patrie. Toutes les commodités dont nous jouissons, nous les devons à ses sueurs. Un bon prince, qui connaît tout le prix du dépôt que les hospices renferment, ne visite jamais une ville ou un bourg sans satisfaire au doux devoir de visiter ceux qui s'y trouvent, et d'examiner scrupuleusement la manière dont les malades y sont traités.

De pareils réglemens devraient être le code inviolable de toutes les personnes salariées au service des malades ; je voudrais qu'on les exposât à la vue du public, afin que les malades, leurs parens et tous ceux qui s'intéressent aux souffrances de l'humanité pussent connaître et les droits de ceux qui sont admis dans un hôpital, et les devoirs de ceux qui sont payés pour les servir. Il faudrait que le directeur des salles, qui est toujours un des médecins les plus anciens, suivît les visites des médecins, et examinât lui-même les malades, afin de s'assurer de la justesse des diagnoses, des indications curatives et des prescriptions. S'il observait que la méthode de traitement de l'un offrît avec celle des autres une différence sensible, il devrait obliger les médecins à rendre raison de leur manière d'agir. On ne peut s'empêcher de rougir quand on voit que dans une salle on saigne les malades, on les laisse mourir de faim au point de les réduire à demander à manger aux étrangers, tandis que dans une autre, l'on suit une méthode tout opposée. Que sert que le directeur soit médecin s'il n'est pas à même de juger quelle est la méthode la plus convenable?

Les hòpitaux devraient être ouverts à tous les médecins; c'est là qu'ils apprendront à devenir bons praticiens; en les fréquentant, ils connaîtront mieux que les autres si chacun fait son devoir; profitant de quelque circonstance qui pourra avoir échappé à quelques uns de leurs collègues, ils pourront donner un conseil utile; et en proposant la solution de quelque difficulté, ils feront faire à l'art de nouveaux progrès. Ils devraient y apprendre à se respecter mutuellement, à savoir que leurs opinions peuvent être erronées, à chercher la vérité en confrontant et comparant les faits. Les dissections cadavériques les mettront à même d'examiner avec attention le siége des causes morbifiques, dont ils ne doivent pas se borner à examiner les effets; ils pourront, sans risquer la vie des malades, faire des expériences qui les conduiront à pouvoir opérer avec connaissance de cause; enfin ils devront y apprendre à mériter l'estime et le respect de la société, car c'est là que doivent se trouver chaque jour réunis les praticiens les plus distingués.

Tel devrait être le but principal des réglemens dans tout hôpital: dans plusieurs ce but sera rempli et les pauvres y jouiront de tous les égards auxquels a droit l'homme qui se trouve accablé de quelque infirmité. Les salles de clinique, où, d'après les réglemens, les malades jouissent vraiment de tous les secours de l'art médical, et où tout médecin a le droit d'entrer, devraient servir de modèles aux autres salles, à l'exception de l'explication que le professeur est tenu d'y donner aux élèves. Mais il en est tant où règnent les plus grands abus, où les pauvres malades sont presqu'entièrement négligés, et souvent fort mal traités! Aussi lorsqu'un indigent se trouve réduit à entrer à l'hôpital, on croirait qu'il va marcher au supplice, tant est grande la consternation de sa famille; et cette consternation est souvent bien naturelle.

D'abord dans certains hôpitaux il semble que le malade ne vienne que pour servir aux expériences les plus périlleuses, dont presque toujours il devient la victime. L'on frémit en songeant à la foule de malheureux sacrifiés à la fureur de quelques systématiques qui avec de belles phrases prétendent réformer la nature, et de ces fanatiques qui ne parlent et n'agissent que d'après leurs maîtres; l'on pourrait avec raison appeler ces hôpitaux les boucheries de l'espèce humaine. En second lieu les malades y sont traités avec tant de rudesse et de parcimonie, que leur médecin ressemble plutôt à un maître arrogant commandant à ses esclaves, qu'à un homme qui doit inspirer la confiance: les prescriptions médicales se réduisent à des médicamens conseillés par l'économie plutôt que par les indications curatives, et quant à la diète, outre qu'elle est souvent des plus sévères, les alimens sont de telle nature que leur seule vue est capable de faire perdre l'appétit.

Il est vrai que même dans les hôpitaux infestés de ces abus il se trouve des médecins vraiment dignes de ce nom, qui connaissent leur devoir et le remplissent avec zèle, et dont les malades ont tout lieu d'être contens. Je ne puis dire quels sont les hôpitaux où règnent ces abus, et si les médecins qui les commettent sont en grand nombre; mais s'il est vrai qu'ils existent, les directeurs pourront les empêcher et les punir, s'ils connaissent tous leurs devoirs. Ce que je dis des médecins doit s'entendre pareillement des chirurgiens. On dirait que ceux-ci font consister leur habileté à exercer des cruautés sur les pauvres malades. Si l'on en excepte les opérations manuelles, la chirurgie n'est du reste qu'un empirisme aveugle et pernicieux. La plupart des opérateurs qui ont à traiter une maladie où les instrumens de chirurgie ne sont pas nécessaires, s'en acquittent si mal, qu'un mal qui aurait pu être guéri en peu de jours, fait les progrès les plus violens et finit par devenir chronique. Il semble qu'ils ne traitent les malades que pour se procurer des maladies qui leur donnent l'occasion de faire usage de leurs instrumens.

Il y a quelques années toutes les personnes sensibles pouvaient se livrer dans les hôpitaux à des actes de bienfaisance et de charité. J'ai vu dans quelques villes la noblesse se faire conduire en équipage jusqu'à la porte de l'hôpital, monter auprès des malades, arranger leurs lits, leur donner à boire, leur demander s'ils étaient bien servis, s'ils avaient besoin de quelque chose, et leur offrir tous les secours possibles. Quelle douce satisfaction pour un malade de se voir témoigner un intérêt aussi vif! et quoi de plus propre à hâter sa guérison que cette tranquillité d'esprit, qu'augmentent encore la vue de sa famille, de ses amis, et la présence et les soins des personnes compatissantes! Voilà les véritables remèdes, plus salutaires pour lui que toutes les préparations médicales. Mais dans certains hôpitaux on va jusqu'à priver les malades de la douceur de voir leurs parens. Sont-ce des réglemens équitables ceux qui veulent étouffer dans un malade la voix de la nature, et lui interdisent la vue d'un père, d'une mère, d'un mari, d'une épouse, d'un fils, d'un ami? N'est-ce pas une cruauté que de fixer au pauvre artisan dont tous les momens sont si précieux, l'heure où à certains jours seulement de la semaine il lui est permis de visiter un parent malade? Souvent après avoir fait un long chemin, il est obligé de s'en retourner sans l'avoir vu, faute d'être arrivé au moment fixé. Cela seul suffit pour faire prendre à un pauvre malade l'hôpital en horreur, et le faire mourir de désespoir en se voyant contraint de se séparer de sa famille.

L'on me dira, pour excuser ces abus, que des desordres trop souvent renouvelés ont exigé que l'on en vînt à cette détermination. Les parens qui ne savent pas combien il est nécessaire que le malade observe, pour hâter sa guérison, une diète rigoureuse, n'ont pas le courage de lui refuser ce qu'il demande, le ruinent en satisfaisant son appétit, et détruisent ainsi les espérances du médecin. Mais je suppose que cela arrive quelquefois, le remède n'est-il pas pire que le mal? Pourquoi tous les malades doivent-ils être punis de la faute de quelques uns? Ceux qui ont besoin d'observer une diète rigoureuse ont bien rarement appétit; et si le médecin ne s'obstinait pas dans ses absurdes opinions, s'il mettait à une diète moins sévère ceux qui sentent le besoin de se nourrir, au lieu de les laisser mourir de faim après les avoir épuisés à force de saignées, ils ne demanderaient pas à manger, et ne commettraient pas d'intempérances; ce à quoi le médecin pourrait facilement remédier, s'il était conséquent avec lui-même, et ne voulait attribuer à l'intempérance ce qui n'est que l'effet de ses pernicieuses erreurs. Si tous les médecins connaissaient leurs devoirs, et avaient assez de sagesse pour croire qu'ils peuvent se tromper, ils seraient depuis long-temps hors d'erreur, et le public n'aurait plus de motif de détester des réglemens si inhumains.

Je pourrais prouver jusqu'à l'évidence que si l'on traitait les maladies d'après une méthode basée sur la raison et sur l'expérience, qui excluent toutes les hypothèses et les conjectures, on verrait dans certains hôpitaux la mortalité diminuer bientôt au moins des deux tiers. Ainsi, par exemple, celui dans lequel on entasse trois cents malades, par une économie mal entendue et plus nuisible qu'utile, parce que les maladies et par conséquent les convalescences deviennent plus longues, se trouverait réduit à cent lits, et les malades seraient alors traités plus commodément. L'hospice des incurables serait moins encombré, et celui des fous, qui, dans quelques villes, est rempli outre mesure de malheureux que l'insuffisance de l'art condamne à rester enchaînés toute leur vie, serait en peu de temps débarrassé des trois quarts; car cette maladie bien traitée dès son principe, peut être guérie au moins aussi facilement que la fièvre tierce.

Quoique cette proposition puisse paraître ridicule à plusieurs médecins, par les raisons que j'ai exposées, il serait à désirer que l'administration des établissemens de bienfaisance la prît en considération. Il s'agit d'une amélioration sensible, sans aucun danger. Ce que je dis, je serai toujours prêt à le prouver, et si quelques médecins injustes me témoignent une haine d'autant plus condamnable qu'elle n'est que l'effet de la jalousie, l'administration n'a aucun motif de douter de mon honnêteté et de mon désintéressement.

Les médecins des hôpitaux jouissent généralement d'une grande réputation. Je ne dirai pas s'ils doivent leur emploi à leur réputation et à leur mérite, ou si c'est l'emploi qui fait leur mérite. Le fait est que quelques uns d'eux ont tellement la vogue, qu'ils n'ont pas le temps de remplir leurs devoirs; et voilà pourquoi ils ne font dans les hôpitaux la visite des malades que dans la crainte de perdre leur emploi, en tardant de quelques minutes à se trouver à l'hôpital à l'heure fixée par les réglemens. Dans quelques hôpitaux il semble que le devoir le plus important soit de se trouver dans les salles à l'heure voulue ; du reste, peu importe si la visite n'est faite que pour savoir le nombre des malades. Je me suis trouvé différentes fois en consultation avec quelques uns de ces médecins ; quand je leur soumettais mes réflexions, ils répondaient que le grand nombre de malades qu'ils avaient à visiter ne leur laissait pas le loisir d'écouter des frivolités, et me tournant le dos, ils se sauvaient comme s'il s'agissait d'aller chercher leur salaire. Je demande s'il est nécessaire d'être médecin pour juger une telle manière d'agir, et si de semblables fautes ne portent pas atteinte à la sûreté publique.

Ce que je dis des médecins des hôpitaux doit pareillement s'entendre de ceux qui sont payés pour traiter les pauvres à domicile. Outre les abus qui leur sont communs avec les médecins des hôpitaux, plusieurs d'entre eux règlent leurs visites sur le cours de la fièvre tierce. Ils manquent ainsi aux devoirs de leur état, mais souvent leurs malades ne s'en trouvent pas plus mal ; quelques uns même, en se dispensant entièrement de visiter les pauvres infirmes, leur épargneraient les chronicismes et la mort. Je fus un jour appelé par une pauvre femme, malade depuis quelques semaines, et que je trouvai presque aux portes du tombeau. Une légère fièvre gastrique l'avait engagée à se mettre entre les mains du médecin de charité. Celui-ci, selon la coutume, commença par la saigner. A sa seconde visite, trouvant que l'état de la malade avait empiré, il ordonna une seconde saignée, et successivement ; le lendemain de la sixième saignée, il apprit en arrivant que la malade avait reçu dans la nuit les derniers sacremens, et il trouva près d'elle un prêtre qui la préparait à la mort. Vite! s'écria-t-il alors; vite une autre saignée! et ayant fait sa recette, il partit. Instruit du danger de cette malheureuse, le propriétaire de la boutique où elle était établie vint la trouver; apprenant que le médecin prétendait remédier à son mal avec les moyens même dont il s'était servi pour la ruiner (elle était en outre grosse de quelques mois), il offrit de me faire appeler. J'arrivai par bonheur assez à temps pour suspendre cette terrible prescription, et un secours prompt et efficace la fit revenir à la vie. Le lendemain matin, le médecin fut enchanté en la voyant dans un état aussi satisfaisant; et, persuadé qu'elle ne devait son salut qu'à la septième saignée, il en prescrivit une huitième. (L'urgence ne me permit pas de satisfaire aux devoirs de la bienséance; mais lui-même m'en dispensait, puisque déjà il avait à plusieurs reprises refusé d'entrer en consultation avec moi.) A peine fut-il sorti, que l'on m'informa de ce qui venait de se passer; je dis aux parens qu'ils avaient mal fait de ne pas le détromper. Le jour suivant, voyant la malade encore mieux portante, il se mit à célébrer la divine puissance des saignées; mais tiré de son erreur, il devint furieux, et voulut savoir quel était l'imposteur, l'âne, le téméraire, qui avait osé suspendre ses prescriptions. Il jura que si le lendemain il apprenait que les deux saignées prescrites n'avaient pas été faites, il aurait recours à la justice. D'autres riront d'une prétention pareille ; mais je ne puis rire quand je vois l'humanité souffrante ainsi foulée aux pieds. Annoncez à ce docteur que c'est moi, dis-je à la mère de la malade, et ajoutez qu'il doit remercier le ciel de ce qu'il n'y ait pas un tribunal auquel on puisse recourir, car il viendrait m'y rendre compte d'un tel procédé. Quand il eut appris mon nom, il se retira avec dédain, disant qu'il ne mettrait plus les pieds dans la maison puisqu'on s'était confié à un imposteur. Eh ! n'eût-il pas mieux valu pour la malade qu'il n'y fût jamais entré ? Et qui sait ce qu'elle serait devenue s'il avait été la voir tous les jours ? Si je rapportais tous les faits de ce genre dont j'ai été témoin dans l'espace de sept ans, on verrait que mes ressentimens sont fondés, et qu'ils ne peuvent être attribués à un vil intérêt. Outre la femme dont je viens de parler, une foule d'autres malades, qui n'ont pas écouté la calomnie, ont recouvré la santé. Mais que de familles qui, dans la crainte de déplaire à leur médecin, laissent mourir les malades ! Si tous ceux qui sont morts pouvaient se réveiller un moment, et apprendre au public la véritable raison de leur mort prématurée, on la trouverait souvent dans les impostures et les calomnies des médecins méchans. Qu'ils ne visitent les malades que tous les deux jours, en se tenant seulement sur le seuil de la porte, comme quelques uns le font, ce sera plutôt un bien qu'un mal.

CHAPITRE V.

Devoirs des professeurs de médecine et de chirurgie.

Si, malgré le sentiment général, sentiment partagé par tous les pères de la médecine, à commencer par Hippocrate, qui a dit : *Medici famâ et nomine multi, re verò valdè pauci*, quelqu'un voulait me blâmer pour avoir avancé dans tous mes écrits qu'il y a des médecins méchans, je serais assez justifié par les sages mesures des gouvernemens dans le choix des professeurs pour les chaires de médecine et de chirurgie. Si les médecins et les chirurgiens avaient tous le même mérite, et connaissaient également tout ce qui regarde l'art médical, tous indistinctement auraient droit à la même faveur, et pour ne faire tort à aucun d'eux, on laisserait au sort seul le soin de décider; de plus, l'examen pour le concours n'aurait d'autre but que de montrer ceux qui possèdent le mieux le talent d'expliquer leurs sentimens et de communiquer leur science. Mais ces examens regardent plutôt les dogmes de la science, et, si je ne me trompe, la conduite morale; preuve évidente que le gouvernement sait qu'il y a des médecins au moins incapables; et l'incapacité dans un art aussi difficile et aussi périlleux produit toujours de mauvais médecins.

L'examen auquel les candidats sont soumis sur

toutes les branches de la science, a pour but de faire juger s'ils connaissent la science et les devoirs que son étude leur impose. Ainsi le médecin qui veut obtenir une chaire est obligé de passer un nouvel examen, par la raison qu'il aura des devoirs nouveaux à remplir, plus étendus que ceux qu'il avait à remplir précédemment. Outre ceux communs à tous les médecins, il contracte encore celui d'instruire la jeunesse qui se livre à l'étude de la médecine sur tout ce qui a rapport à la conduite morale du médecin. L'étudiant peut être comparé à un terrain que l'on cultive pour qu'il produise de bons fruits. De même qu'un terrain produit toujours le fruit qu'on y a semé, et cela en raison de la culture qu'il a reçue; de même l'étudiant devient tel que le maître le fait, tant à l'intellectuel qu'au moral.

Le souverain, en confiant une chaire à un médecin, lui accorde des honoraires suffisans, afin qu'il n'ait pas besoin d'exercer la médecine pour vivre à son aise, et qu'il puisse consacrer tout son temps à ses devoirs de professeur. Si les devoirs du professeur de médecine ou de chirurgie se réduisent à donner tous les jours une heure à ses élèves, le premier venu pourrait remplir cette charge; il suffirait de savoir lire et d'avoir de la mémoire, et à l'aide d'un livre on ferait les leçons. Mais si le médecin est obligé de savoir que la science médicale est une science conjecturale, et d'étudier par conséquent tous les ouvrages qui promettent quelque éclaircissement utile, c'est bien plus encore une obligation pour le professeur, parce que les erreurs qu'il imprime dans l'esprit de ses élèves y restent toute la vie ; car malheureusement le précepte philophique que *dans les sciences physiques l'autorité ne doit pas faire preuve*, est rarement pratiqué par les médecins. J'ai eu occasion de consulter avec des médecins de différentes écoles, qui ne savaient penser et parler que d'après leur maître, et semblaient être autant de perroquets. Si l'on veut des preuves à l'appui de ce que je dis là, qu'on lise les divers ouvrages publiés par des médecins pour défendre les opinions de leurs maîtres ; qu'on lise surtout les pamphlets indécens dans lesquels les élèves du professeur Tommasini, clinique de Bologne, se déchaînent contre le docteur Jean-Baptiste Spallangani, qui avait réfuté ce que M. Tommasini avait dit dans un de ses discours d'ouverture.

Les étudians prennent leur professeur pour modèle, et cherchent à l'imiter en tout ; ils louent ce qu'ils l'entendent louer, et déprisent ce qu'il déprise ; aussi n'y aurait-il pas de mauvais médecins si tous les professeurs étaient vraiment les dignes successeurs de ces grands hommes qui de tout temps surent mériter qu'on les entourât de vénération. Je me trouvai un matin dans une salle de clinique au moment où le professeur, entouré de ses élèves, était occupé à faire sa leçon. Il leur enseignait une doctrine, fruit laborieux d'une imagination en délire, et qui jamais ne verra le jour, car c'est une monstruosité que les professeurs de mérite ne sauraient appuyer. Je ne dirai pas les artifices qu'il employait pour donner aux choses les plus obscures l'apparence de la clarté; mais je sais bien que la manière indécente avec laquelle il tournait en dérision les professeurs qui avaient une opinion différente de la sienne était vraiment scandaleuse, et il ne faut pas être étonné si parmi les élèves de son siècle il se trouve beaucoup de médecins méchans.

Quelle que soit la doctrine qu'un professeur préfère, quand cette doctrine n'est point fondée sur des principes vraiment certains, il doit mettre de côté toute partialité, et surtout faire connaître à ses élèves ce que les autres médecins ont dit ou écrit contre; car il arrive souvent que l'un trouve incohérent ce qu'un autre trouve juste et bien fondé. Si les médecins qui ont introduit la doctrine des diatèses, ne l'avaient pas donnée à leurs disciples comme infaillible, ceux-ci ne l'auraient pas adoptée et soutenue avec tant de fanatisme. Si c'est une chose blâmable que dans le même hôpital on suive dans une salle une méthode de traitement diamétralement opposée à celle d'une autre salle, que dire en voyant que dans la même université deux écoles enseignent chacune une doctrine entièrement opposée, sans que les professeurs s'entendent pour examiner avec soin laquelle de ces deux doctrines est la meilleure? Chacun, disent les médecins, est le maître d'adopter l'opinion qui lui plaît le plus. L'on doit respecter toutes les opinions, mais par ces mots, que le bon sens seul doit interpréter, on ne veut pas dire que chacun peut tuer ses malades de la manière qui lui plaît le plus.

Le professeur, chaque fois qu'il paraît devant

ses élèves, leur présente dans toutes ses actions le modèle qu'ils doivent imiter ; ses vices comme ses vertus leur servent d'exemple. L'on me dira que l'étudiant doit être philosophe, qu'il doit savoir distinguer ce qui est bien de ce qui est mal, et avoir reçu une éducation civile. Mais d'abord, comme je l'ai déjà fait observer, on ne fait un cours de philosophie que parce que les réglemens l'exigent ; et toute l'éducation de bien des jeunes gens se réduit à savoir obéir à leurs parens, et à ce qu'ils ont appris dans leurs colléges, où en général on n'exerce que leur mémoire ; et en second lieu, comment prétendre que l'élève soit plus sage que le maître ?

Les devoirs du professeur seraient, comme je l'ai déjà dit, bien peu de chose, s'ils se réduisaient à donner une leçon toutes les vingt-quatre heures. Les professeurs de l'Université instruisent plus par leur exemple que par leurs paroles ; car les paroles n'offrent qu'incertitude, tandis que les exemples sont des choses de fait. Tous les défauts qui regardent la conduite morale du médecin et les dogmes de la science, sont d'une grande importance, et aucun de ces défauts ne doit être tourné en ridicule. Ceux qui ridiculisent la conduite morale d'un médecin ou ses opinions, passent ou pour des fous et des mauvais plaisans, ou pour des hommes qui ignorent l'importance de l'art médical et qui n'aiment pas leurs semblables, et ils sont indignes d'exercer un art aussi délicat et aussi périlleux. Le professeur doit montrer par sa propre conduite tout ce qu'il y a de blâmable dans un tel dédain ; non seulement il écoutera avec attention et avec une noble bienveillance tous ceux qui viennent soumettre à son jugement quelque idée nouvelle, mais lui-même fera des recherches, car, ainsi que je l'ai déjà dit, dans un art aussi pauvre en vérités physiques, toute idée juste peut fournir de grandes ressources. Le professeur qui ne concourt pas de tous ses moyens aux progrès de l'art, est plus coupable qn'un simple médecin; car s'il néglige ou s'il dédaigne de connaître les vérités qui peuvent le tirer d'erreur, outre que sa pratique peut être funeste à la société, il fait partager à ses élèves et ses erreurs et son ignorance.

La découverte de la circulation du sang était si nécessaire aux progrès de l'art médical, et si facile à connaître au temps où elle parut, que personne n'aurait dû se refuser à la vérifier; et cela n'aurait pas demandé beaucoup de peines. Cependant Harvey, en la soumettant au jugement des professeurs de son temps, qui se vantaient d'être philosophes, ne rencontra que des persécutions, et cinquante ans après sa mort sa découverte languissait encore dans l'oubli. Ce grand homme fut si cruellement payé de ses efforts, qu'il se vit contraint de renoncer à l'exercice de la médecine. On ne peut, sans éprouver l'indignation la plus vive, se rappeler la manière vraiment criminelle dont les professeurs ses contemporains trompèrent sur son compte le gouvernement. Mais si les professeurs sont toujours hommes, on ne devra pas s'étonner si à l'avenir de semblables abus viennent encore rendre inutiles la sollicitude de tout sage monarque.

Tous les gouvernemens encouragent par des récompenses les progrès des sciences et des arts qui contribuent au bien de la société, et c'est le meilleur moyen qu'ils puissent employer pour en reculer les bornes; car l'espoir de la récompense est l'aiguillon du génie. Lorsque, pour les beaux arts, on propose, comme c'est la coutume, un sujet de concours, tous ceux qui se mettent sur les rangs peuvent être sûrs que leur temps et leurs peines ne seront pas entièrement perdus: d'abord ceux dont les productions ne sont pas jugées dignes du prix, apprennent, par le jugement des maîtres de l'art, à connaître leurs défauts, et ce qu'ils doivent faire pour se perfectionner; ensuite ils restent maîtres de leurs ouvrages, et peuvent en tirer quelque profit. La médecine est sans contredit le premier de tous les arts libéraux, et celui dont les progrès doivent être le plus encouragés; c'est en effet ce dont tous les bons gouvernemens semblent convaincus, à en juger par les établissemens publics et par le nombre de chaires destinées à l'enseignement de toutes les parties de la science médicale. Mais si au lieu de créer tant de chaires, de nommer tant de professeurs, qui généralement s'attachent plus à soutenir les abus qu'à faire faire des progrès à l'art, on avait établi un tribunal compétent, chargé de veiller à la conduite morale d'un petit nombre de professeurs suffisant pour former des médecins vraiment dignes de ce nom, la médecine aurait fait les progrès les plus rapides.

Des académies, des sociétés particulières décernent souvent des prix pour la solution d'une question importante, pour la découverte d'une vérité utile; cet usage, excellent en lui-même, devrait avoir pour l'art de guérir les résultats les plus avantageux; mais il n'en est pas ainsi, parce que les ouvrages du concours sont ordinairement jugés par des hommes qui, par leur position, ne peuvent ni ne devraient être juges compétens, comme je l'ai prouvé plus haut. Dans les concours de beaux arts, ce sont toujours les maîtres de l'art qui jugent les ouvrages présentés, et ils jugent avec entière connaissance de cause; mais au moins ils soumettent au public les productions qui n'ont pas été reconnues dignes du prix. Toutes les personnes qui professent l'art peuvent y trouver à profiter, soit à cause de quelque idée nouvelle des auteurs de ces productions, soit en relevant les fautes qui leur sont échappées et qu'elles-mêmes auraient pu commettre. En médecine, au contraire, les professeurs nommés pour juger les ouvrages des concurrens, ne prononcent que d'après leurs opinions favorites; quelques uns font moins attention aux idées qu'à l'élégance du style; et, outre que leur jugement est toujours mal fondé, les ouvrages du concours qui ont été jugés indignes du prix, demeurent inconnus, bien qu'ils renferment quelquefois beaucoup de vérités utiles, et l'on tient cachées des choses qui pourraient fournir à l'art médical de grands éclaircissemens. Mais si l'on expose aux yeux du public les défauts des ouvrages qui n'ont pas mérité le prix, bien qu'ils aient été jugés avec connaissance de cause par les maîtres de l'art, pourquoi ne pas soumettre également les ouvrages de médecine au jugement impartial des gens de lettres, s'il y a raison de croire que les juges nommés pour les examiner sont incompétens? Mettons que ces ouvrages soient défectueux; mais s'ils le sont, pourquoi ne pas les soumettre au public, afin que les défauts en soient reconnus et que les auteurs puissent les corriger?

Est-il possible que l'on refuse au médecin qui coopère aux progrès de l'art, la satisfaction de pouvoir connaître ses propres erreurs?

Cinquante ans après la mort d'Harvey, les médecins reconnurent que la découverte de ce grand homme était vraiment importante; mais les louanges accordées à sa mémoire ne nous font-elles pas encore mieux apprécier la conduite des professeurs de son temps qui, abusant de la confiance du gouvernement, lui firent commettre une injustice dont les résultats furent si funestes, non seulement à Harvey, mais encore aux progrès de l'art médical et à l'humanité toute entière? Car la science et l'humanité ont souffert des persécutions dont il fut et demeura victime.

C'est en général aux professeurs que le gouvernement confie le soin de juger les découvertes utiles, qui donnent à leur auteur le droit d'espérer une récompense; et toutes les fois qu'il nomme une commission médicale pour juger du mérite de quelque médecin qui s'adresse à lui pour obtenir quelque faveur particulière, il montre qu'après avoir pris connaissance de la chose il trouve la demande juste. Les magistrats qui sont chargés d'encourager les progrès de l'art médical, ne sont pas tenus de connaître la médecine, et ils supposent que les professeurs auxquels ils doivent s'en rapporter, sont incapables de manquer à leurs devoirs; mais n'abusent-ils pas de cette honorable confiance ceux qui s'arrogent le droit d'être juges compétens dans une cause où eux-mêmes sont parties les plus intéressées, quand il s'agit de vérités qui peuvent démontrer l'erronéité de leurs opinions et détruire leurs doctrines? Les professeurs qui abusent de la confiance du gouvernement en s'arrogeant le droit de juger dans une cause où, lors même qu'ils seraient entièrement intègres, ils ne pourraient être juges compétens, en prononçant un jugement sans connaissance de cause, ou en n'écoutant que leur intérêt particulier, ne sont-ils pas vraiment coupables?

Ces délits dont les conséquences sont si funestes pour la société, et que l'on peut juger sans être médecin, ne sont prévus dans aucun code criminel; c'est pour cela qu'on les commet impunément, et que les médecins se croient autorisés à disposer selon leur caprice de la vie de leurs concitoyens, tandis que leurs fautes sont d'autant plus graves que ceux qu'ils trompent sont de bonne foi. Si les professeurs au jugement desquels le gouvernement s'en rapporta pour savoir s'il devait récompenser les efforts d'Harvey, avaient satisfait aux devoirs sacrés de leur état, il n'eût pas été persécuté, on eût conservé à l'art médical un homme dont dépendaient ses progrès, et son admirable découverte n'aurait pas été ignorée de tant d'autres savans, capables de fournir de grandes lumières. Qui peut calculer le dommage que ces professeurs ont fait à Harvey et à la société? Et pourquoi les lois se taisent-elles sur de pareils délits, qui maintiennent l'art médical dans l'obscurité où nous le voyons plongé? Comment, dans des causes d'une si grande importance, pouvoir espérer d'obtenir justice, tant que le droit de juger sera réservé à la Faculté de médecine, et que ses jugemens seront sans appel? Que les gouvernemens ouvrent enfin les yeux sur des abus plus pernicieux à l'état que toutes les maladies qui peuvent accabler le genre humain, sans même en excepter la peste, et bientôt la médecine sera débarrassée de toutes ses erreurs, et des abus sans nombre qui font de cette science une véritable imposture.

Toutes les fois que l'on est menacé de quelque maladie qui peut devenir épidémique par le contact, c'est-à-dire où l'épidémie dépend d'un miasme contagieux qui se communique d'individu à individu, c'est la Faculté de médecine, ordinairement composée des professeurs les plus célèbres de l'Université, qui propose au gouvernement les mesures à prendre pour prévenir les ravages. S'il est une circonstance qui commande des mesures rigoureuses, c'est celle-ci, qui oblige à sacrifier un grand nombre pour sauver la totalité. Mais alors les professeurs qui manquent à leur devoir peuvent faire plus de mal que n'en feraient les maladies, abandonnées aux ressources de la nature ; aussi mériteraient-ils d'être punis avec toute la sévérité des lois; et il faudrait qu'il existât pour cela un tribunal composé d'hommes vraiment intègres, et incapables de s'en laisser imposer par les titres ou par la réputation des coupables.

Que de fois ne voit-on pas des maladies épidémiques, produites uniquement par la variation des saisons qui, traitées convenablement, seraient faciles à guérir, et qui, pour l'avoir été mal, deviennent contagieuses et meurtrières? Si les professeurs de médecine qui sont chargés par le gouvernement d'établir des lois sanitaires, se conformaient à leurs devoirs, ne devraient-ils pas inviter le médecin qui pourrait prouver cela, à le faire par des raisons et des faits? Et si ce médecin parvenait à prouver par des faits évidens que les différences des maladies, qui les rendent plutôt épidémiques bénignes que contagieuses et malignes, ne sont qu'accidentelles, et ne proviennent la plupart du temps que d'un mauvais mode de traitement; s'il prouvait que la prétendue contagion n'est point cause des maladies, mais qu'il en est l'effet lorsqu'elles sont mal traitées, quel avantage n'en résulterait-il pas pour l'état et pour l'humanité tout entière? La fièvre pétéchiale, qui se manifeste souvent chez les paysans de nos contrées d'Italie, ne devrait jamais inspirer de crainte; traitée d'une manière convenable, elle ne deviendrait pas meurtrière, et jamais elle n'aurait fait de ravages si les médecins l'avaient mieux connue. C'est ce que j'ai prouvé par des raisons et des faits qu'on ne peut révoquer en doute, et plusieurs médecins qui ont suivi mes conseils lors de la dernière apparition de cette maladie en Italie, ont pu voir que si le gouvernement n'avait pas été trompé par des professeurs infidèles à leurs devoirs, on aurait pu sauver au moins les sept-huitièmes de ceux qui ont succombé victimes des abus.

Malgré la force de mes raisons et l'évidence des faits sur lesquels j'appuie mes principes, je suppose que ces principes sont erronés, et que ma nouvelle théorie d'où il me semble que toutes les opinions, les hypothèses et les conjectures sont exclues, n'est elle-même qu'une opinion; mais quel est le professeur qui peut avec connaissance de cause la qualifier ainsi? Quel est le professeur qui peut affirmer l'avoir bien examinée et bien comprise, même parmi ceux nommés à cet effet par le gouvernement? Je puis hardiment assurer qu'aucun d'eux ne l'a comprise et ne s'est même donné la peine de bien l'examiner; et si, pour le prouver, il ne suffisait pas de l'infaillibilité des vérités physiques de mes principes, reconnus par plusieurs médecins qui, sans me connaître, m'ont écrit pour me témoigner leur gratitude, je citerais les victimes sans nombre qu'ils ont sacrifiées, et celles qui d'après leur autorité ont été immolées à un mode de traitement qui ne peut être justifié que par la plus coupable ignorance ?

Mais s'il est vrai que la théorie fondée sur mes principes présente les plus grandes facilités pour apprendre tout l'art de guérir; s'il est vrai qu'au moyen de la méthode curative que j'indique, on peut facilement diminuer des deux-tiers la mortalité et les maladies chroniques, comme je suis prêt à le prouver; s'il est vrai que quelques chaires sont entièrement inutiles, telles que celles de pathologie, de matière médicale, etc., les professeurs, dont le devoir est d'examiner avec attention tous les ouvrages de médecine qui promettent d'utiles éclaircissemens, n'ont-ils pas fait un tort réel à la société, à l'état et à l'humanité entière, en négligeant jusqu'aujourd'hui de profiter de mes principes ? Dans le cas où mes efforts auraient été dignes de quelque récompense, n'aurais-je point été gravement lésé dans mes droits ? Mais, sans parler de cela, un pareil oubli des devoirs de médecin et de philosophe ne porte-t-il pas atteinte à la sûreté publique, et ceux qui l'ont commis ne se sont-ils pas rendus coupables des délits les plus graves ? Or, comment espérer d'obtenir justice, quand l'humanité ne peut faire entendre ses réclamations que devant un tribunal composé des coupables eux-mêmes contre lesquels les accusations doivent être portées ?

Il est certain que devant le tribunal de la justice aucune raison ne pourrait excuser le médecin et surtout le professeur qui aurait négligé de bien examiner mes ouvrages ; et ceux qui croiraient se justifier en s'appuyant de l'autorité de quelques professeurs en renom qui les désapprouvent, non seulement s'accuseraient d'avoir manqué au devoir le plus essentiel du philosophe, qui est de ne pas s'en rapporter aveuglément aux paroles du maître, et se déclareraient ainsi indignes de professer l'art médical, mais encore ils prouveraient eux-mêmes que ces professeurs ont abusé de la confiance dont le gouvernement les honore.

Un des meilleurs moyens de coopérer aux progrès de l'art médical (tâche que tout professeur doit s'imposer) est d'examiner avec attention tous les ouvrages que font paraître leurs concitoyens, et de chercher à séparer le bon du mauvais. Il n'est pas donné à tous les philosophes de trouver les vérités qu'ils cherchent, et ceux qui ont le bonheur d'en trouver, ne les donnent pas au public tellement parfaites qu'on ne puisse y rien ajouter ni en rien retrancher. Si tous les hommes étaient à même de découvrir des vérités utiles, si les inventeurs pouvaient perfectionner leurs œuvres, l'étude de la philosophie deviendrait entièrement inutile, et il ne servirait à rien que plusieurs personnes se fatigassent en même temps à travailler sur un même sujet.

Le perfectionnement des arts et des sciences qui peuvent être utiles au bonheur des nations, est l'ouvrage de la saine critique qui consiste à distinguer le bon du mauvais, et cette critique doit surtout être entreprise par ceux qui passent avec raison pour être les maîtres de l'art. Si en médecine il est nécessaire de profiter des moindres notions qui peuvent être de quelque utilité, il n'est pas moins nécessaire d'empêcher que de nouvelles erreurs viennent plus tard embarrasser cette science. Si le manque d'éclaircissement retient l'art médical dans l'obscurité, les mauvaises théories lui font un tort encore plus grand, et l'empêchent de recevoir les lumières qui pourraient hâter son perfectionnement. C'est là un des principaux devoirs du professeur. Mais y en a-t-il un seul qui ait donné son attention aux ouvrages que j'ai publiés? La plupart, indignes de la profession qu'ils exercent, disent que je ne mérite pas qu'un professeur se donne la peine de critiquer mes écrits, et que ce serait me faire trop d'honneur. Les insolens peuvent tromper ceux qui croient devoir leur santé à des bourreaux qui leur enlèvent lentement la vie à force de saignées et de poisons, mais elles ne serviront d'excuse ni devant Dieu ni devant les hommes raisonnables. Que mes principes soient justes ou non, personne du moins ne m'enlèvera l'honneur d'avoir fait mon devoir. Et qui ne sent que le véritable honneur c'est nous-mêmes qui nous le procurons, et qu'il ne nous vient pas des autres? Soit qu'ils eussent condamné mes erreurs, soit qu'ils eussent profité des vérités que peuvent renfermer mes ouvrages, les professeurs auraient fait preuve de justice, et en satisfesant ainsi à leur devoir, ils m'auraient moins honoré qu'ils se seraient honorés eux-mêmes.

La meilleure excuse qu'ils pourraient apporter serait de dire que le temps leur a manqué; mais s'ils ont le temps de traiter des malades, de lire les ouvrages des anciens, de publier des ouvrages dont tout le mérite est dans le style, et où ils cherchent à embellir leurs opinions de tout le charme du langage pour séduire l'inexpérience de la jeunesse confiée à leurs soins, comment peuvent-ils alléguer une pareille excuse? Qu'ils disent plutôt que charité bien ordonnée commence par soi-même, que le premier devoir de l'homme est de conserver sa réputation et d'assurer son sort; que par conséquent c'est exiger l'impossible que de vouloir qu'un homme pousse la vertu jusqu'à avouer qu'il a toujours été dans l'erreur, et que sa réputation est usurpée, et le désintéressement jusqu'à renoncer aux honoraires qu'il reçoit pour occuper une chaire dont ma nouvelle théorie prouve l'inutilité. Qu'ils disent qu'en général on accorde difficilement aux autres les facultés physiques et morales dont on est soi-même dépourvu; que par conséquent, on ne peut se persuader que ce qu'on a cherché inutilement pendant long-tems, d'autres aient pu le trouver, et l'on verra pourquoi les professeurs ont souvent manqué aux devoirs dont l'accomplissement hâterait les progrès de l'art médical, pourquoi cet art est encore trompeur et conjectural, et pourquoi il est à désirer que ceux qui sont chargés de veiller à la sûreté publique connaissent enfin les abus commis par les professeurs, afin que des lois sévères débarrassent la société de cette anarchie médicale si funeste à l'humanité.

CHAPITRE VI.

Devoirs du médecin en chef (proto-medico).

La charge de médecin en chef est la plus élevée

dans la hiérarchie médicale. Le médecin en chef est le directeur général de la police médicale, et c'est lui principalement qui sanctionne les réglemens pour les études de médecine et de chirurgie, ceux des établissemens de bienfaisance, les lois sanitaires, le choix aux divers emplois, et il veille par conséquent à l'observation des devoirs imposés à tous ceux qui directement ou indirectement concourent à l'objet de l'art médical. Le médecin élevé à cette haute dignité possède, entr'autres privilèges, celui d'être admis dans la confiance du souverain dont il est le conseiller pour ce qui regarde cette branche importante de l'administration. Mais que de devoirs sa charge lui impose! Sans parler de ceux qui lui sont prescrits comme médecin, il en contracte une foule d'autres dont l'exacte accomplissement lui mérite plus qu'à tout autre la reconnaissance de la patrie; mais aussi quand il y manque, il se rend coupable de délits plus grands que tous les méfaits que peut commettre la malveillance des hommes.

Le praticien qui manque aux devoirs de son état, peut sacrifier à son ignorance quelque victime qui lui confie son existence. Sacrifier à l'orgueil, au caprice, à la jalousie, à une ignorance coupable un homme qui vous accorde son entière confiance, est certes un délit grave; mais le professeur en commet un bien plus grave quand, abusant de la bonne foi de ses élèves qui croient voir en lui un vrai modèle de vertu, il néglige d'acquérir les lumières qu'il devrait leur fournir pour les mettre sur le chemin de la sagesse. Quand il leur explique une doctrine aussi meurtrière qu'absurde, il leur prêche par son exemple une conduite morale entièrement vicieuse, ils ne peuvent manquer de devenir mauvais médecins, coupables de toutes les fautes qu'ils commettent. Si le mauvais médecin peut se rendre coupable des plus graves délits, de combien de délits ne sera pas coupable le professeur qui aura donné à l'état cent mauvais médecins?

Le médecin en chef, guidé par le mérite qui doit le rendre digne de la charge qui le distingue, et honoré de la confiance du souverain, est plus à même que tout autre de coopérer aux progrès de l'art médical, tant en encourageant les découvertes utiles qu'en réprimant les abus qui s'opposent aux succès de ceux qui le cultivent. Il doit mieux que personne pouvoir calculer les dommages qu'apporte à l'humanité le fanatisme des théories médicales, quand les professeurs enseignent par leur propre exemple aux élèves qui leur sont confiés, à être obstinés dans leurs opinions et téméraires dans leurs prescriptions. Dans la Lombardie et dans diverses contrées de l'Italie, c'est un spectacle désolant de voir l'anarchie qui règne dans les opinions et la manière dont la plupart les pratiquent. Mais quoiqu'il soit tenu de connaître le dommage que peut apporter à l'humanité l'abominable abus des professeurs qui expliquent une doctrine erronée en l'embellissant de tous les prestiges d'une éloquence mensongère, il ne lui est pas si facile de connaître ces abus, et d'user du pouvoir qu'on lui a confié pour les réprimer.

Pour le soulager dans l'exercice de sa charge, dont les devoirs sont si multipliés, le souverain lui donne des aides dans les médecins de province; il est forcé de leur confier ce qu'il ne peut faire seul; leur devoir principal est de veiller sur la conduite morale de tous ceux qui dépendent de ce tribunal, et de lui faire connaître les abus qui se commettent dans toute l'étendue de cette branche importante de la police. Mais sous les meilleurs souverains, il se trouve quelques victimes qui gémissent sous le poids d'une injustice à cause de l'abus que quelqu'un peut faire du pouvoir qui lui est accordé. Tant que les hommes qui doivent diriger la justice seront choisis par des hommes, ce choix ne pourra jamais être infaillible, et souvent il tombera sur des individus capables d'y mal répondre. Quelque digne que soit le médecin en chef de la confiance du souverain, c'est-à-dire, quelles que puissent être sa sagesse et son intégrité, il ne pourra jamais user du pouvoir qu'il a reçu pour réprimer les abus et encourager les progrès de l'art médical, si ceux qui doivent l'aider à remplir sa charge s'acquittent mal de leurs devoirs.

Il en est du médecin comme de presque tous les magistrats, comme du souverain; il ne peut ni se trouver partout ni tout voir; de là, la nécessité de s'en rapporter à ceux qui doivent l'aider à remplir les devoirs de sa charge. Mais les médecins qu'il honore de sa confiance en sont-ils tous dignes? Comment le supposer? Ainsi que tous les grands, il est souvent entouré de flatteurs qui tentent tout auprès de lui pour obtenir des emplois soit pour eux-mêmes, soit pour d'autres qu'il est de leur intérêt d'en voir revêtus. Dans les rapports qu'ils lui font, il ne voit que ce qui peut flatter son amour propre ou ce qui peut donner une grande importance à quelques uns de leurs services; mais le mal qu'il serait obligé de réparer, ils le lui cachent avec soin.

Le premier devoir du médecin en chef, devoir dont l'oubli le rend responsable de toutes les fautes qu'il aurait pu prévenir, est de surveiller de près la conduite morale des médecins qui doivent l'aider à s'acquitter avec honneur de ses fonctions, car leurs moindres fautes peuvent compromettre sa dignité et l'existence d'un grand nombre de personnes. Si ceux que le souverain a placés à la tête des différentes branches de l'administration remplissaient avec exactitude tous leurs devoirs, nul n'aurait besoin de s'adresser à l'autorité suprême, et les audiences publiques, où il est permis à chacun de porter ses réclamations au pied du trône, deviendraient inutiles. Quand un sujet a recours au souverain, c'est qu'il croit ne pas avoir obtenu justice des magistrats ordinaires, et le souverain qui permet à ses sujets d'implorer son secours dans les audiences publiques, sait que parmi ceux qu'il a honorés de sa confiance il peut se trouver des hommes capables d'en abuser. Mais si c'est avec raison qu'un sage monarque craint d'être trompé par ceux qu'il a choisis pour l'aider à régir l'état, et dont l'intérêt est de mériter de plus en plus sa confiance, c'est avec bien plus de raison encore que le médecin en chef concevra cette crainte.

Son devoir lui commande d'être impartial, et de ne montrer de préférence pour aucun médecin; il doit au contraire les écouter tous indistinctement, et surtout ne pas s'en laisser imposer par la charge, par la réputation, par les opinions. S'il s'attache particulièrement à un médecin, il enlève aux autres cette confiance nécessaire pour les engager à l'avertir de ses défauts. Il doit croire, à moins d'avoir des preuves du contraire, que tous les médecins sont incapables de manquer à leurs devoirs; mais en même temps, que tous peuvent y manquer; aussi est-il tenu d'écouter avec bienveillance et avec intérêt ceux qui se croient obligés de recourir à lui. Qu'il montre qu'il est supérieur à tous pour ce qui regarde la conduite morale, et qu'ainsi, ni les charges ni la réputation ne peuvent le dispenser d'accomplir ses devoirs.

Quand un médecin implore la justice du monarque, c'est qu'il croit avoir des raisons pour s'écarter de la voie ordinaire. Mais le souverain qui n'est pas médecin, a ou du moins croit avoir dans le médecin en chef un homme intelligent, digne à tous égards de sa confiance. Celui-ci doit donc alors examiner avec attention le contenu et l'objet de la pétition, ne prononcer son jugement qu'après être sûr de ne pas se tromper, et s'il s'agit de quelque chose d'important, chercher des éclaircissemens auprès du pétitionnaire, et employer tous les moyens possibles pour que la clémence et la justice du souverain ne soient pas, comme la santé et la vie des hommes, le jouet des opinions médicales.

Le médecin en chef doit connaître ses droits, mais il doit aussi songer que le mérite et la justice peuvent seuls les légitimer. Il peut, comme je l'ai déjà dit, rendre d'immenses services à la société en protégeant les progrès de l'art médical et en détruisant les abus qui mantiennent cet art dans l'obscurité et le rendent plus dangereux pour l'humanité que toutes les maladies auxquelles elle est sujette. Mais puisqu'il est homme, il peut manquer à ses devoirs, et quant aux dogmes de la science médicale, il est dans l'erreur comme tous les autres ; c'est donc moins une vaste érudition que l'amour de la vérité, de la justice et de l'humanité qui le rendra vraiment digne de la noble charge qu'il exerce. Mais si le médecin en chef est un homme, s'il est sujet à faillir, si, au lieu d'être un homme vertueux ce n'est rien qu'un politique adroit, achetant par des flatteries l'estime des gens de bien; s'il adopte la maxime qu'un malhonnête homme peut, avec de belles paroles, tromper les sages et les fous (ce qui pour être difficile n'est cependant pas impossible), que doit espérer de lui l'humanité? Si au lieu de réprimer les abus auxquels on sacrifie chaque jour tant de victimes, une mauvaise politique lui fait fermer les yeux, si, sourd aux réclamations de ceux qui se croient lésés dans leurs droits, il leur enlève tout moyen d'obtenir justice; si enfin, peu soigneux de connaître la vérité, il se laisse tromper par de faux rapports, ne se rend-il pas, non seulement complice de toutes les fautes des médecins et des professeurs, mais encore coupable de haute trahison envers le souverain, dont il trompe la confiance?

On ose à peine se permettre de faire le portrait d'un tel homme, qui malheureusement n'est pas impossible à trouver ; et dans ce siècle de lumières et sous un sage gouvernement, le croire serait une injure si les faits n'étaient pas là. Comment douter que le médecin en chef et ses adjoints s'acquittent mal de leurs devoirs dans les provinces, où l'on voit la médecine professée par des gens qui, pour la plupart, n'ayant pour tout mérite que leur titre de docteur, manquent de toutes les qualités physiques et morales qu'exige un art si noble et si difficile ; qui ne regardent cet art que comme un métier, et n'ont aucune idée des devoirs du médecin, du philosophe, et sont les véritables opprobles de la médecine, et les plus grands fléaux du genre humain ? Comment ne pas douter de leur conduite morale dans ces villes, où les hôpitaux, au lieu d'être un asile de consolations pour les pauvres artisans et les agriculteurs, qui, soumis aux travaux les plus pénibles, sacrifient leur santé pour subvenir à nos premiers besoins, ne semblent établis que pour donner de l'occupation aux médecins, et leur assurer, ainsi qu'aux infirmiers, une existence facile ? Comment enfin ne pas concevoir ces doutes, quand on voit tant de professeurs qui, au lieu de concourir de tous leurs efforts aux progrès de l'art médical, égarent, par les fausses doctrines qu'ils exposent, l'inexpérience de leurs élèves, et semblent travailler plutôt à plonger la science dans les ténèbres qu'à la porter au point élevé où elle serait déjà parvenue, au grand avantage de l'état et de l'humanité ?

Si donc on a raison, dans quelques gouvernemens, de croire que le médecin en chef et ceux qui sont nommés pour le seconder peuvent manquer aux devoirs qu'ils ont à remplir ; si en les transgressant, ils peuvent encourager les abus, qui rendent l'art médical si funeste à la société, et par conséquent faire plus de tort que n'en ferait tout autre médecin ; si leurs fautes doivent être punies, et si personne ne peut être juge dans sa propre cause, ne serait-il pas indispensable que dans tout gouvernement il y eût un tribunal devant lequel on ferait comparaître indistinctement tous ceux qui manqueraient à leurs devoirs? Mais pour juger leurs délits, il ne serait nullement nécessaire que le tribunal fût composé de médecins; car les délits les plus graves n'ont pas rapport aux dogmes de la science, mais bien à la conduite morale. Dans toutes les autres sciences, dans tous les arts, la calomnie et la diffamation sont prévues et réprimées par la loi ; d'ailleurs leurs conséquences sont rarement funestes, car l'homme de talent peut vaincre la calomnie par ses ouvrages. Un bon sculpteur, un grand peintre, peuvent mépriser les attaques de l'envie ou de l'ignorance, ils trouvent toujours dans leur génie les moyens de faire tomber les armes de leurs ennemis. Mais en médecine, où la réputation n'est pas toujours méritée, un calomniateur, pour peu qu'il jouisse d'une certaine réputation, pourra causer d'immenses préjudices à la société. Quel malade voudra se confier à un homme que les médecins, qu'il croit les oracles du siècle, lui auront dépeint comme un charlatan, comme un imposteur ou comme un fou?

Les médecins qui travaillent pour le bien de la société, ceux surtout qui publient quelque découverte utile, ont droit de prétendre à une récompense de la part du gouvernement ; et quand le gouvernement renvoie devant une commission médicale les productions d'un médecin, c'est pour proportionner la récompense au mérite. On voit donc, sans être médecin, qu'une commission qui le tromperait par un rapport faux et dicté par son seul intérêt, commettrait un délit des plus graves. N'est-ce pas aller contre les droits de l'humanité que d'empêcher de réclamer contre de tels abus, et de ne les laisser juger que par ceux-là même qui s'en rendent coupables ?

La clémence et la justice, ces deux soutiens des trônes, d'où dépend la prospérité des nations, permettent à tous les sujets, sans distinction, de réclamer contre les abus qui peuvent compromettre la sûreté publique ; et sous un souverain juste, tout homme, quel que soit son rang, a droit à une récompense quand il travaille pour le bien de la société ; comme il est passible, des peines portées par la loi quand il se rend coupable de quelque délit. C'est ce qui m'a engagé à entreprendre cet ouvrage ; peut-être tombera-t-il entre les mains de quelques personnes qui, approchant le souverain, pourront lui faire connaître les abus qui maintiennent l'art médical dans l'obscurité, et décidera-t-il à prendre quelque sage mesure pour que l'humanité ne soit plus victime de l'anarchie des opinions. Si je puis ainsi parvenir à sauver la vie de quelques milliers de mes semblables, je me croirai récompensé de mes efforts, et j'aurai atteint le but de mes désirs.

www.ingramcontent.com/pod-product-compliance
Ingram Content Group UK Ltd.
Pitfield, Milton Keynes, MK11 3LW, UK
UKHW020942180726
13838UKWH00003B/1082